健康先生

陈瀚波　陈　斌 ——— 主编

上海科学技术文献出版社
Shanghai Scientific and Technological Literature Press

图书在版编目（CIP）数据

健康先生 / 陈瀚波, 陈斌主编 . —上海：上海科学技术文献
出版社 ,2021

ISBN 978-7-5439-8441-7

Ⅰ.①健… Ⅱ.①陈…②陈… Ⅲ.①男性—保健 Ⅳ.
① R161

中国版本图书馆 CIP 数据核字 (2021) 第 195860 号

责任编辑：李 莺
封面设计：海未来

健 康 先 生
JIANKANG XIANSHENG
陈瀚波　陈 斌　主编
出版发行：上海科学技术文献出版社
地　　址：上海市长乐路 746 号
邮政编码：200040
经　　销：全国新华书店
印　　刷：常熟市人民印刷有限公司
开　　本：720mm×1000mm　1/16
印　　张：13.5
字　　数：240 000
版　　次：2021 年 10 月第 1 版　2021 年 10 月第 1 次印刷
书　　号：ISBN 978-7-5439-8441-7
定　　价：78.00 元
http://www.sstlp.com

《健康先生》编委会成员

陈瀚波先生：

　　欣闻你主编的大作《健康先生》即将在今年 10 月 28 日世界男性健康日出版问世，从内容上看这是一本独具匠心且富于创新创意的多专业跨界的男性健康科普文化书籍，相信它将对促进男性健康起到全方位的引导作用。你和陈斌教授及志同道合的朋友们为占全球一半人口的男性做了一件有意义的事，向你们表示衷心的祝贺！我也愿意与你们携手同行！

新西兰皇家科学院院士、IEEE 会士
惠灵顿维多利亚大学工学部副部长

张孟杰

2021 年 9 月 14 日于新西兰首都惠灵顿

作 品 欣 赏

郑辛遥　上海市文联副主席、上海市美术家协会主席。

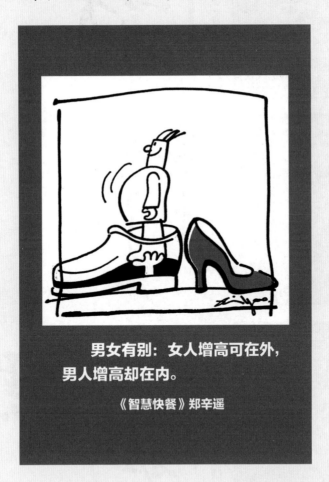

男女有别：女人增高可在外，男人增高却在内。

《智慧快餐》郑辛遥

金江波 上海美术学院副院长、教授、博士生导师；上海市文联副主席，上海市创意设计工作者协会主席，中华艺术宫副馆长，上海市第十三届政协常委，民进上海市委文化艺术委员会副主任。

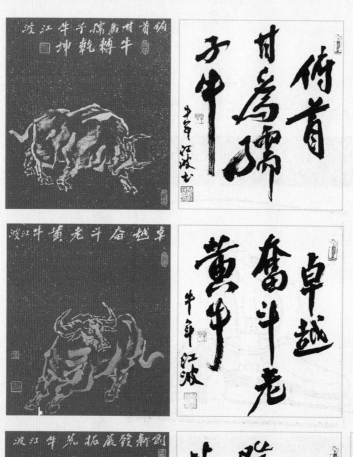

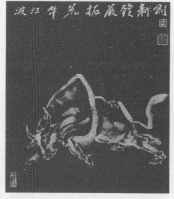

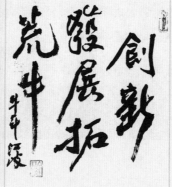

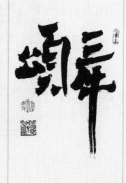

序 | Preface

1994年,在埃及首都开罗召开的"国际人口和发展大会"通过的《国际人口与发展大会行动纲领》提出,必须制订革新方案向青少年和成年男子提供生殖健康信息、咨询和服务。世界卫生组织确定每年的10月28日为"世界男性健康日",要求世界各国对男性健康给予关注。同时,还在每年的"世界男性健康日"到来之际,要求世界各国加大对男性健康的宣传力度,呼吁全社会再多一点对男性健康的关注,呼吁每个家庭再多一点对男性健康的关爱。21世纪男科疾病正以每年3%的速度递增,已经成为威胁男性健康的第三大疾病,并已成为国内外关注的公共卫生问题。

从2000年开始,每年10月28日,中国开展"男性健康日"宣传活动并确定每年的主题,在2000年男性健康宣传教育项目试点工作及"男性健康日"宣传活动取得成效的基础上,2001年,这一活动向全国推广。从2001年开始,由国家人口计生委(现"国家卫生健康委员会")办公厅下发《关于开展男性健康宣传日活动的通知》并确定活动主题(附后)。

基于2016年"健康中国2030"规划纲要的精神,由上海市健康促进协会、上海市健康促进中心、上海市欧美同学会(上海市留学人员联合会)黄浦分会、上海淀山湖论坛发展促进中心、上海市人口福利基金会雷允上健康促进专项基金发起的"2019男性健康日10·28盛典暨健康促进周组委会"应运而生,此活动的意义是为了唤起全社会对男性健康的重视,促进男性对身心健康的保健,推进男性健康相关产业的发展,助力男性对自我形象的塑造与提升。"组委会"拟开展的工作内容有:围绕每年10月28日男性健康日举办"男性健康促进周",以男性健康论坛、男性健康指数发布、产业交流、文艺作品展演展映等形式引起全社会对男性健康的重视,提升男性自身修养、塑造健康男性形象。通过设计"健康先生"卡通形象,发布推广词,进而扩大男性健康日的影响力。2019年10月28日在锦江小礼堂举办的"男性健康日10·28盛典",既有男科专家陈斌教授呼吁全社会关注男性健康的主题演讲,也有营养学家、摄影师、演员、运动员、心理专家对男性健康的理念碰撞与心得分享,发布了健康先生卡通形象，设立了男性主题摄影作品展，进行了主题魔术及男模表演，启动了"男性健康促进联盟"，授予上海工程技术大学管理学院、向明中学为健康教育基地，活动受到社会各界好评，媒体给予了广泛报道。2020年受到新冠疫情影响，10月28日活动改为线上录播，"2020男性健康日10·28盛典"健康科普会，邀请三位专家就男性健康、睡眠、烟酒对消化系统疾病的影响作科普讲座，并将专家进校园活动及主题魔术、体育舞蹈等表演一并编入节目，丰富了内容，增加了文化传播力。

2021年将迎来我们活动举办三周年，农工党黄浦区委也加入了联合主办单位，黄浦区南京东路街道办事处及黄浦区健康促进中心同时成为支持单位，我们拟将活动作为健康促进特色活动向上海社会科学院主编的《健康上海绿皮书》提供案例。我们的努力获得方方面面的认可，越来越多的机构参与进来，这既是对我们活动及我本人工作的认可，也是对活动质量提出了更高的要求。这也促使我思考并着手主编一本以男性健康为主题的书籍，为健康科普服务，也以此书作为活动的成果体现。从我本人从事的文化创意、科技创新的专业来说，主编健康主题书籍是挑战，也是创新的机遇。好在身边的朋友们都给予了积极的响应与支持，我们得以顺利完成一件跨界联合的工作。本书旨在对男性健康进行全方位的剖析，从而对不同年龄段的男性在生理、心理、精神、饮食、抗衰老、睡眠、运动健身、生活习惯、形象管理、自我修养、社会学、科技创新、文艺创作等方面给予科学的建议及专业的分享，使男性了解如何进行自我健康管理，进而护佑男性健康。2021年中国男性健康日活动主题为"健康中国共同守护，男性健康科普先行"，此书的出版可谓恰逢其时。

在此我要感谢参与活动的各个机构和给予支持的领导以及本书的各位撰稿朋友，特别感谢上海市文联副主席、上海市美术家协会主席郑辛遥先生，上海市文联副主席、上海美术学院副院长、上海市创意设计工作者协会主席金江波教授两位艺术大师给予大作的加持。还有自从我在2019年牵头构思"10·28盛典"时就与我并肩同行的上海交通大学医学院附属仁济医院男科专家、上海市欧美同学会黄浦分会副会长陈斌教授的深度支持与参与。远在新西兰的张孟杰院士给予的鼓励，更激发了我们继续前行的动力。让我们继续汇聚在10月28日，以健康促进为己任，打造男性健康文化的"10·28盛典"，使全社会都来关注男性健康。为健康中国尽责，为人类健康出力。

陈瀚波

2021年10月28日

附历年男性健康日主题

2001 年活动主题:"男性健康与文明家庭"

2002 年活动主题:"关注男性健康,计划生育丈夫有责"

2003 年活动主题:"关心男性健康,普及科学知识"

2004 年活动主题:"关注男性健康,提高生活质量"

2005 年活动主题:"关注男性健康,促进家庭和谐"

2006 年活动主题:"健康与幸福同在,责任与和谐同行"

2007 年活动主题:"关注男性健康,树立大健康观念"

2008 年活动主题:"男性健康要科学引导,和谐生活从健康开始"

2009 年活动主题:"关注男性健康,幸福你我同享"

2010 年活动主题:"健康·家庭·和谐"

2011 年活动主题:"关注男性健康,创建幸福家庭"

2012 年活动主题:"关注男性健康,构建家庭幸福"

2013 年活动主题:"关注男性健康,倡导健康生活方式"

2014 年活动主题:"关注男性健康,科学合理减压"

2015 年活动主题:"关爱男性健康,普及健康知识"

2016 年活动主题:"关爱男性健康,让爱更长久"

2017 年活动主题:"关爱男性健康,构建圆满家庭"

2018 年活动主题:"关爱男性健康,助力健康中国"

2019 年活动主题:"健康中国我行动,幸福相伴在一起"

2020 年活动主题:"普及男性健康知识,共建和谐幸福家庭"

2021 年活动主题:"健康中国共同守护,男性健康科普先行"

(注:本书中所有提及的药方不能作为处方,出现症状,需到医院就诊,以医生的诊断结果为准。)

目 录 | Contents

第一章　男人的身体

　　我们生活的这个两性世界里,男女互为基础,互为补充。正如诗经歌咏"窈窕淑女,君子好逑"。《圣经》中记载,上帝创造了第一个人类亚当并用他的一根肋骨,制造了夏娃。男性与女性身体构造的千差万别,决定了两个性别身体机能、性格体能不同,决定他们在人类社会中角色地位、职业分工趋向相异,由此构成了我们这个缤纷多彩互补互益的大千世界。这本书就致力于探讨男性身体的普遍性和特殊性,进而更好认识男性力量之源。

　　人生开始之初,男性女性并无区别。受精卵形成后在输卵管中段时,胚胎发育就开始了。受精卵一边进行卵裂,一边沿输卵管下行,2～3天可到达子宫。受精后约一周,胚泡植入增厚的子宫内膜中,这就称为妊娠。然后细胞不断分裂和分化,分化成了两部分:一部分是胚胎本身,将来发育成胎儿;另一部分演变为胚外膜,包括羊膜、胎盘和脐带,从而和母体进行物质交换,汲取营养以供给胎儿发育成长。前两个月中,胚胎继续细胞分裂、分化,产生各种细胞,组建各种组织、器官,这是发育中的稚嫩和敏感时期,到第三个月末,各器官系统基本建成,已称为胎儿。此时B超也可见到胚胎雏形。胚胎不断发育成长,抵抗能力增强,一般到280天左右,就是九个月多一点,将发生自然分娩。

　　一个物种的每个个体都基于共同的核心体质,在其基础上添加了性别特异性。依据遗传学,在大多数情况下,Y染色体的存在决定了男性的表型:女性拥有一对XX性染色体,而男性拥有一对XY性染色体。对于男女来说,共同的核心体质是拥有数量相同的器官,它们的功能是共同的:皮肤、心脏、肠、肝、脑、骨骼、肌肉的数量等,存在相同的激素但数量不同。总体而言,男性解剖结构与女性解剖结构的不同之处在于其身高、体重和体重指数更高。男人往往比女人拥有更多的肌肉力量。他们的毛发系统通常更发达：他们最明显的第二性征也是胡须。男性的平均寿命通常比女性短。男性和女性之间最明显的生物学差异包括与生殖功能有关的所有功能，包括内分泌（激素）及对其生理和行为影响，包括性腺，内外生殖器的分化，包括胸部，肌肉质量，身高和毛发分布等等。

为了解男性胚胎发育过程的特殊性，下面我们就来认识一下成年男性的身体结构的普遍性和特殊性。笔者通过几大系统来分别阐述：

一、神经系统

神经系统包括两个不同的部分：中枢神经系统（脑和脊髓）和周围神经系统。自主神经系统分为两个部分：交感神经和副交感神经系统。它是神经系统的组成部分之一，统领内脏器官，包括心血管呼吸消化系统、内分泌生殖系统的协调运行。

人类中枢神经系统构造极为复杂，脑神经的连接错综复杂，神经系统和神经联系，即使在现代影像学高度发展的今天仍有许多秘密未揭开。《美国科学院院报》(PNAS)上曾发表一篇文章，叙述神经专家通过脑电网路研究发现，男性的脑神经连接走向是由前至后，左右脑之间没什么连接，而女性的脑神经则反之。这一差别或许能够解释男性为何执行一项单一任务时能够非常出色。而副交感及交感神经系统在性行为时具有精密地调控协调作用，它们运转正常，才能使性行为能顺利进行。副交感唤起阴茎勃起，且有维持勃起之作用；而交感神经系统则会使阴茎变软。

Satterthwaite 和 Verma 等人的研究发现，男性在认知运动，空间和语言测试方面的平均表现优于女性，而女性在情感识别和非言语推理方面的平均表现超过男性。当然在男性和女性的思维模式构建方面，后天教育和培训起着不容忽视和难以估量的效果。国际疼痛研究协会报告指出，通常女性比男性更容易出现周期性疼痛和更严重的疼痛，这可能是由男人和女人身体结构以及中枢神经系统有别造成的。

二、心血管、呼吸、消化系统

心血管系统包括人心脏和血管。心脏将血液排入肺部以吸收氧气，然后再将富氧血泵入全身。与此同时，所吸收的氧气和营养素被运送到机体组织，并把组织细胞在代谢生命过程中产生的废物（如二氧化碳）排泄而出。

人体心脏重量约 250 g。男性的心脏通常要比女性的体积大且重量重，能保证更大的基础代谢和活动量。男性心脏病的易感性比女性高，男性的平均寿命短一些。但是，男性对女性更常见的许多病症（例如骨质疏松症）具有更强的抵抗力。

　　呼吸系统始于鼻腔与口腔,经气道延伸至肺。此系统负责人体与外界空气进行气体交换,包括鼻、咽、喉、气管、支气管和由大量的肺泡、血管、淋巴管、神经构成的肺,以及胸膜等组织。呼吸系统可用肺活量来作为评价人体素质的指标,通常男性的肺活量明显高于女性。

　　消化系统主管摄取食物、将食物分解成可被人体吸收的营养素,从而提供能量进入血液,最后将食物未消化的部分排出体外。消化道包括口、喉咙和食管、胃、小肠、大肠、直肠和肛门。为了协调各器官运行,消化系统还包括位于消化道外的胰腺、肝脏和胆囊。消化系统男女差别不大,有些研究发现男女唾液中的化学成分有所不同,即使吃同样食物,男性会花更少时间去消化,因而较少患上慢性便秘或肠道疾病。

三、肌肉骨骼系统

　　肌肉骨骼系统保证人体静态和动态基本形态,是保证机体稳定性和运动性的支持基础。它由身体的骨、肌肉、肌腱、韧带、关节、软骨和其他结缔组织构成。男性的肌肉骨骼系统受激素影响,发育得比女性发达。

　　男性骨骼共有 206 块,与女性骨骼数目一致,但与女性比较,总体下骨较粗大,表面粗糙,肌肉附着处的突起明显,骨密质较厚,骨质重,适宜更强大繁重的体力活动。男性骨骼系统分为颅骨、躯干骨和四肢骨 3 个大部分。其中,有颅骨 29 块、躯干骨 51 块、四肢骨 126 块。其种类分为长骨、短骨、扁骨、不规则骨:(1)长骨,例如肱骨、股骨;(2)短骨,例如腕骨;(3)扁骨,例如肩胛骨、颅盖、胸廓;(4)不规则骨,例如脊柱骨、髋骨。人骨中主要含有水、有机质(骨胶)和无机盐等成分。其水的含量较其他组织少,平均为 20％～25％。骨骼系统的作用为:(1)支撑作用;(2)保护作用;(3)运动功能;(4)代谢功能;(5)造血功能。

　　成年男性的肌肉系统包含血管、神经、感觉器官、常见的结缔组织和肌肉细胞。在光学显微镜下,它们显示出纵向和横向双重条纹。肌肉系统由 600 块恒定的骨骼肌组成,并添加了不稳定的或附属的肌肉。在成年人中,身体的所有肌肉占总体重的 30％至 40％。它们主要由水(80％)组成,但也包含蛋白质(17％),糖原(1％),脂质(1％)和矿物质盐(1％)。而男性睾酮的分泌量又与其肌肉的体积和力量息息相关,从而从质和量上都高于女性肌肉的平均水平。

　　肌肉具有各种形状,可以概括为三类形状。

　　(1)纺锤状长肌:主要分布于四肢。一些肌肉的一端有 2、3 或 4 条肌腱(二头肌、三头肌、四头肌)。

（2）扁平的肌肉：它们像扇子一样散开，但没有肌腱，它们通过被称为插入性腱膜的腱刀片插入骨骼。它们形成了人体大腔壁：胸大肌和膈肌。

（3）短肌：短而小，多位于躯干的深部，它们多是环形的，围绕着空心的黏液。

根据肌肉的解剖位置和共同功能可将肌肉分为几组。

（1）头部的肌肉，可以分为颜面肌和咀嚼肌。其可以控制眼睛和脸部的运动以显示表情，也参与咀嚼活动。

（2）颈部的肌肉，颈部位于头部、胸部和上肢之间。颈部的肌肉主要由舌骨下肌群、外侧的胸锁乳突肌和斜角肌群组成。它们可以使头部朝各个方向定向，还主管抬高肩膀。

（3）躯干的肌肉主要参与呼吸和脊柱的运动。躯干浅层肌肉主要是胸大肌和腹外斜肌，躯干前面的深层肌肉主要是肋间外肌和腹直肌。躯干背部的浅层肌肉主要是斜方肌和背阔肌。躯干背部的深层肌肉主要是呈菱形扁平状的菱形肌，它包括小菱形肌和大菱形肌。

（4）上肢的肌肉群保证上肢运动及静态，主分为肩肌、臂肌群、前臂肌群和手肌群。

（5）下肢的肌肉群保证下肢运动及静态，主分为髋肌、大腿肌群、小腿肌群和足肌四部分。

美国华盛顿大学科学家发现，绝经后的女性通过食物提高肌肉质量的概率低于同龄男人。女性的肌肉更易损失，和男性相比，女性的肌肉较少，但脂肪较多。

四、内分泌系统

内分泌系统包括一组腺体和器官，主要功能为产生和分泌与其匹配的激素，男性内分泌系统的每个腺体细胞都能生成一种或多种特定激素，从而调控全身各机体器官的和谐工作。这些腺体为下丘脑、垂体、甲状腺、甲状旁腺、胰腺胰岛细胞、肾上腺及男性睾丸。当男性踏入青春期后，体内黄体成长激素的分泌会刺激男性睾丸中的细胞制造睾酮。

睾酮及其他男性激素是促使男性身体区别于女性身体的重要原因，主要有以下几个生理功能：

1. 男性激素制造身体各种类固醇荷尔蒙，会刺激皮脂腺的生长，而且能使男性声音变低沉厚。

2. 促使长出喉结，促使男性阴茎、睾丸等生殖器官发育及增大。

3. 男性激素可以增加肌肉质量和数量,促进体毛与胡须生长,促进长骨末端的成长。可看作为男性健壮的外表打下坚实基础的总设计师。

激素导致两性二态性的性别差异。其中一些差异已经存在于子宫内和出生时,在青春期尤为明显,尤其是在促使男性在形态、声音、性行为甚至新陈代谢方面表现出自己的个性发展特征。

五、泌尿系统和生殖系统

泌尿系统包括两个肾脏和尿路。尿路又包括两条输尿管、膀胱和尿道。男性泌尿生殖系统包括阴茎、阴囊、睾丸、附睾、输精管、前列腺和精囊。

1. 肾脏和输尿管

人体有两个肾脏,分别位于腹膜后脊柱的两侧,肾脏的外形近似蚕豆状,表面光滑,呈红褐色。每个肾脏长 10～12 cm,宽 5～6 cm,厚 3～4 cm,重 120～150 g。每一个肾约有 100 万个肾单位。肾单位包括肾小体(由肾小球和肾小囊组成)和与之相连的肾小管(近端肾小管、髓袢和远端肾小管)。

肾脏主要生理功能是:

(1) 生成尿液,排泄代谢终产物(如尿素、尿酸、肌酐等含氮物质),废物和毒物等。

(2) 调节水、电解质和酸碱平衡,维持机体内环境的稳定。

(3) 肾脏也是内分泌器官,它能产生多种生物活性物质,肾脏分泌的内分泌激素主要分为两类:① 血管活性激素,参与肾内、外血管舒缩的调节,如肾素、前列腺素、激肽、内皮素等;② 非血管活性激素,如促红细胞生成素、羟化的维生素 D。以及参与体内激素,如胰岛素、胃泌素、甲状旁腺激素等的灭活。

输尿管上接肾盂,下连膀胱,管径平均为 0.5～0.7 cm。成年男性输尿管全长约 30 cm,位于腹膜后。输尿管有三处狭窄:在肾盂与输尿管移行处,输尿管越过髂血管处,以及输尿管膀胱壁间段。当肾结石向下排石时,容易嵌顿在输尿管的狭窄处,并产生肾绞痛症状。输尿管的功能是输送尿液。

2. 膀胱和尿道

男性膀胱位于直肠、精囊和输尿管的前方,下与前列腺邻接。膀胱是一个中空性肌囊,可分为底、体及颈 3 部分,膀胱颈与尿道连接。膀胱肌肉分为三层,具有较大的伸展性,活动受神经系统的支配与控制。在膀胱底内面,位于左、右输尿管口和尿道内口之间,有一个三角形的区域,此处膀胱缺少黏膜下层组织,膀胱黏膜直接与肌层相连,称为膀胱三角。膀胱三角是肿瘤、结核、炎症等疾病的好发部位。

膀胱的生理功能是储存尿液和排尿。大脑皮层对脊髓排尿中枢有制约作用,当膀胱内尿量增加时,其容积增大。当尿量增加到 400~500 ml 时,膀胱内压升高,膀胱壁的牵张感受器受刺激产生兴奋,神经冲动传入大脑皮层排尿反射中枢,产生排尿欲望。膀胱内尿量继续增多,当达到 700 ml 时,排尿欲望明显增加,可出现逼尿肌节律性收缩。排尿时,大脑传出冲动,引起膀胱逼尿肌收缩、膀胱内括约肌松弛,尿液进入后尿道,并刺激后尿道的感受器,进一步加强反射,膀胱外括约肌松弛,尿液排出。

男性尿道自膀胱颈部的尿道口至尿道外口,长 16~22 cm,可分为前尿道(海绵体部和球部)和后尿道(前列腺部和膜部)。前尿道从尿道口至尿道球部,长约 15 cm,外面包有尿道海绵体;后尿道自尿道膜部起,至膀胱颈部为止,长 4~6 cm,其中尿道膜部最短,约 1 cm,周围由外括约肌所包围,在会阴部受伤,暴力挤压时,是易损伤的部位。

整个尿道有三处狭窄,分别是尿道内口、尿道膜部和尿道外口。以尿道膜部最为狭窄,这三处狭窄也是尿道结石最容易发生嵌顿处。

尿道全程有两个弯曲,呈"S"形,第一个弯曲在尿道膜部,称为耻骨下弯曲,在耻骨联合下方,包括前列腺部、膜部和海绵体部的起始段,此弯曲位置固定,不能改变。第二个弯曲部位在耻骨前弯曲,将阴茎上提时,此弯曲可消失变直。

男性尿道的生理功能是排尿和排精。

女性尿道长 3~5 cm,没有过多的生理弯曲,其特点是较男性尿道短、宽、直。女性尿道仅有排尿功能,细菌更容易上行引起感染,因此相对较易发生尿路感染。

3. 前列腺

前列腺是不成对的实质性腺体,是男性生殖系统的附属腺,位于盆腔底部,包绕尿道根部,其形似栗子,其上方是膀胱,下方是尿道,前方是耻骨,后方是直肠,可经直肠指诊触及。一般大小为 3×4×2 cm,在雄激素作用下,随着年龄增长而长大,可达 10 cm 以上。

前列腺的解剖特点:分为外周带、中央带、移行带和尿道周围腺体区。前列腺增生后,增生的结节将腺体的其余部分压迫形成"外科包膜",两者有明显分界。增生的腺体受压而向尿道和膀胱膨出,从而加重尿路梗阻,因此前列腺外科包膜和下尿路症状密切相关。

前列腺的生理功能：其分泌的前列腺液是精液的主要成分，呈弱酸性(pH6.5)，是无色混浊液，含蛋白水解酶等，有液化精液的作用。

精囊，是一对呈长椭圆形的囊状小体，位于前列腺底的后上方，与输精管壶汇合成射精管，穿过前列腺，开口于精阜。精囊的功能主要是分泌液体，主要成分有果糖、多种氨基酸、前列腺素等，有营养和稀释精子的功能。

前列腺增生症：前列腺在雄激素的刺激作用下，前列腺腺体、结缔组织及平滑肌组织逐渐增生，前列腺体积增大，压迫后尿道，造成的一系列排尿症状。起初表现为：尿频，排尿次数增多，排尿时间延长，排尿淋漓不尽。前列腺体积进一步增大，尿路梗阻症状更加明显，尿流变细，残余尿增多，夜尿进一步增加。膀胱代偿能力逐渐减退，梗阻症状继续加重，可引起排尿困难、膀胱结石、血尿、尿潴留、肾积水等。

4. 生殖器

睾丸是男性生殖器官，位于阴囊中，左右各有一个，一般左侧睾丸略低于右侧。睾丸在胎儿期位于盆腔内，逐步发育体位下降，若出生后未能完全下降至阴囊，则称为隐睾。男性青春期后睾丸迅速发育直至成熟；成人的睾丸约重 $10\sim15$ g；老年人的睾丸会萎缩变小。

附睾紧贴睾丸后缘，精子离开睾丸后通过输出小管进入附睾。附睾可暂存精液并分泌附睾液营养精子，促进精子的进一步成熟。

睾丸的主要功能是产生精子和分泌雄激素。

1. 精子的产生：由生精小管的生精上皮产生(包生精细胞的分化过程包含精原细胞、初级精母细胞、次级精母细胞、精子细胞、精子)，需要支持细胞的支持营养、合适的温度(低于体温 $2℃\sim3℃$)和一定的雄激素水平。

2. 分泌雄激素，由睾丸间质细胞分泌，包括脱氢表雄酮、雄烯二酮和睾酮。其中生物活性最强睾酮含量最多，分子式为 $C_{19}H_{28}O_2$，是一种类固醇荷尔蒙，肾上腺分泌睾酮约 10%。其生理作用：(1) 胎儿期促进男性生殖器官发育，促使第一性征形成。青春期时促进男性第二性征的出现。如胡须、喉结隆起、声音低沉、肌肉和骨骼发达、出现阴毛等。(2) 促进蛋白质的合成，同时抑制蛋白质的分解。促进肾脏合成促红细胞生成素，刺激红细胞的生成。(3) 促进精子的生成，刺激和维持性欲。

阴茎是男性重要的性器官，具有性交功能，并有排尿和射精作用。由皮肤和筋膜包裹的两个阴茎海绵体和一个尿道海绵体组成。阴茎头部有丰富的神经末梢，对外来机械刺激特别敏感。

两个阴茎海绵体为圆柱体,位于阴茎的背侧。一个尿道海绵体位于腹侧,尿道贯穿其中。海绵体内部由许多海绵体小梁和腔隙构成,腔隙与血管相通,性兴奋时,阴茎背动脉的分支扩张,灌注血流增加,静脉回流减少,海绵体充血,阴茎勃起,反之则变软。

阴茎的皮肤十分柔软,富有伸展性。皮肤向前包绕阴茎头,称为包皮。婴幼儿包皮较长,包裹着整个阴茎头。青春期发育后包皮逐渐向后退缩,若包皮完全包着阴茎头而阴茎头不能外翻时,称包茎。

六、结论

根据以往大概统计,在每个年龄段,男性的死亡率都高于女性,其预期寿命较低,男性比女性更倾向于使用初级卫生服务。2019 年上海市人口平均寿命 83.66 岁,其中男性 81.27 岁,女性 86.14 岁,相差近 5 岁。

加拿大阿尔茨海默氏病协会的研究人员发现,随着年龄增长,女性大脑中控制判断、个性和记忆等心理过程的区域细胞的消失速度要比男性快,65 岁以上老年妇女比男性患痴呆的危险高两倍,女性分娩和更年期更可能引发抑郁症,患抑郁症的概率大约是男性的 3 倍。而男性心理因素造成生病时更可能延迟寻求帮助,并且更可能采取损害健康的方式或"危险"的逃避行为,例如饮酒、吸烟、暴力、快速驾驶。从而引起由此产生的一系列引申健康问题。

男性身体的心血管系统比女性强大,肺活量优于女性,骨骼肌肉系统在质和量上更胜一筹,也不受月经周期身体激素迅速变化的影响。这些都让男性看起来更不需要关怀,由此造成全社会对男性身体和心理健康问题的关注不及对女性的关注。在这种对健康不平等的持续关注的背景下,人们容易忽略男性中"隐性"健康不利因素。

人类的性别是由基因根本所决定的,但是教科书与现实生活却相去甚远。男性不是天生的男子汉,男子气概以及使一个人成为社会人的原因与睾丸激素无关。从历史上看,社会性别和当下性别在我们对生物的表征的构成中,都起着举足轻重的作用。正确了解男性身体的普遍性和特殊性,能够使我们的男性成员生活得更加健康美好。

黄滔

第二章　健康先生的标准

一、健康的定义

当我们谈及健康的时候,大多数人对健康的理解只是"没有生病"。其实健康是一个非常复杂的概念,身体没有疾病只是健康的一个方面,健康状态是一个多维度的评判结果,它强调了人的精神状态和社会生活状态完好,身体抵御疾病的能力较强,可适应各种类型的环境变化、生理性刺激、致病因素对身体的影响。可以认为,健康是人体的躯体、心理、社会之间的一种动态平衡状态。这种动态平衡状态必须是协调的、和谐的。从另一个角度来说,健康和不健康不是绝对的,而是处于一种时刻变化、辩证的动态之中。可以这么说,绝对的健康是不存在的,在一个机体中,健康和不健康是共存的,它是随时间而变化的。

世界卫生组织(WHO)给健康的定义是:"健康是指身体、精神和社会适应能力上的完好状态,并不仅是没有疾病或者虚弱,在此基础上具备心理健康、社会适应良好并且有道德。"

身体健康一般指人体生理的健康,它包含了两个方面的含义,第一是主要脏器没有疾病,身体的形态发育良好,体形匀称,人体的各系统具有良好的生理功能,有较强的身体活动能力和劳动工作能力,这是身体健康最基本的要求;二是对疾病的抵抗能力,即人体保持躯体健康的能力。

心理健康则有着三个比较重要的标志。其一是对生活充满热爱,充满向往,觉得生活充满乐趣。这种对生活的热情,不仅表现在积极工作、勤奋学习,还表现在注重体形的健美锻炼和面容的修饰。一个健康的人对未来不仅有明确的目标,而且还能切合实际不断进取,有理想和事业的追求。其二是情绪的稳定。也就是说不管面对如何的逆境抑或遭受怎样的打击都能保持良好愉快的心境、充沛的精力以及奋发向上的朝气。一个人在所处环境中能具备充分的安全感,且能保持正常的人际关系,并且能受到别人的欢迎和信任。其三则是有较强的适应能力。无论是生活在喧嚣的城市还是生活在偏远的山区;无论是坐在办公室中处理工作,还是在田间或者工厂里劳动,都能迅速按照环境的变化调整生活的节奏,使得身体迅速适应新的环境需要,这样就不至于给健康带来不良的影响。拥有完整的人格、良好的自我感觉、稳定的情绪,且积极情绪明显多于消极的情绪,对自我的情绪有着较好的掌控能力,能够保持心理上的平衡并且有良好的自尊、自爱和自信,并且能够拥有自知之明。社会适应能力指的是一个人的心理活动和行为能够适应当时复杂的环境变化,能够被他人所理解。

道德健康则主要指不以损害他人利益来满足自我的需求,需要有辨别真伪、善恶、荣辱、美丑等是非观念,能够按照社会认为的准则约束并且支配自己的行为,能够为他人的幸福做贡献。现代社会意义上的健康还包括了智力健康、环境健康等多重维度。

二、身心健康的标准

围绕着健康的新概念,WHO提出了身心健康的新标准,其中涵盖了机体健康所需的"五快"和精神心理健康所需的"三良好"。

1. 吃得快

说明胃口好,消化功能好。但是需要注意的是进餐时不能狼吞虎咽,这里的"快"更多指的是食欲好,吃嘛嘛香。进食时细嚼慢咽,这才有利于消化和吸收。

2. 拉得快

说明排大小便的功能好。大便通畅说明人体的消化系统功能正常,既能保证饮食中的营养成分有效地消化吸收,又可以及时将食物残渣排出体外。小便通畅提示泌尿系统正常,尿液是血液经过肾脏过滤后排出的含有多种代谢废物的液体,男人小便通畅还提示前列腺正常,没有前列腺增生或者慢性前列腺炎等疾病。

3. 睡得快

上床后很快入睡,醒来以后精神饱满、头脑清醒。睡眠是人恢复精神和体力的重要手段之一,睡眠质量的好坏直接影响人的生命质量和身体健康。近年来还有健康的体魄源于良好的睡眠的观点。

4．说得快

讲话清晰流畅而有条理，说明人的头脑清晰、思维敏捷、反应迅速，神经系统和精神心理状态功能良好。

5．走得快

说明人体的神经系统和运动系统的功能正常协调，骨骼、肌肉、关节运作良好，健步如飞、步履轻盈、运动自如。

6．良好的个性

指人的精神状态好，情绪稳定、性格温和、意志坚强、感情丰富、胸怀坦荡、豁达乐观。

7．良好的处世能力

能够适应周围环境和社会角色的转换。这里的社会角色具备多重含义，如职业角色、家庭角色等。

8．良好的人际关系

是指一个人的人缘较好，能够和周围的人和睦相处，比如同事、妻子、子女、亲朋好友等。俗话说，生活就像一面镜子，你对它笑，它也对你笑；你对它哭，它也对你哭。一个心理上阳光灿烂的男人，必定有一个人见人爱的好人缘，和这样的人在一起学习或工作都会令人身心愉悦。

基础健康指数包含了体温、呼吸频率和脉搏三个指标。正常人体温相对恒定，通常而言大致在 37.0℃，但是受到测量部位、情绪、进食、运动的影响，一般来说一天之中不会相差 1℃。一次吸气一次呼气定义为一次呼吸，每分钟呼吸的次数即称为呼吸频率。平静状态下的呼吸频率成人为 16～20 次/分钟。正常情况下，人的脉搏等于心率。静息状态下，成年人的心率为 60～100 次/分钟。低于 60 次/分钟，称为心动过缓，超过 100 次/分钟称为心动过速。

三、健康的标志

全世界公认的 13 个健康标志：（1）生气勃勃，富有进取心；（2）性格开朗，充满活力;(3)身高和体重相互协调;(4)保持正常的体温、脉搏和呼吸;(5)食欲旺盛;(6)明亮的眼睛和红褐色的眼膜;(7)不容易得病,对流行病有足够的耐受力;(8)正常大小便;(9)淡红色舌头,无厚的舌苔;(10)健康的牙齿和口腔黏膜;(11)光滑的皮肤柔韧而富有弹性,肤色健康;(12)光滑带光泽的头发;(13)指甲坚固而带微红色。

四、中医和健康

中医对健康的认知可以追溯到《黄帝内经》,其中素问第一章《上古天真论》载有"上古之人,其知道者,法于阴阳,和于术数,食饮有节,起居有常,不妄作劳,故能形与神俱,而尽终其天年,度百岁乃去"。意思是生活在上古时代的人,懂得遵循天地之间的运行法则,行事都不和天地的正常运行道理相违背。饮食起居有规律,不过分劳作消耗,达到躯体和精神的协调一致,实现自然寿命超过 100 岁。"法于阴阳,和于术数"体现了古人对人体整体的认知,融入了天、地的自然规律,也是古人养生保健经验的高度概括,是维护健康的基础,至今仍值得我们学习和借鉴。"恬淡虚无,真气从之,精神内守,病安从来?"可见古人也强调心理健康,主张保持平和心态,不受外界的影响,使精神恪守于内,从而保持脏腑经络和畅,保持健康。"阴平阳秘,精神乃治"则论述了人与自然、人体生理、病理变化关系的哲学思想,强调了人体需保持阴阳的相对平衡,互相协调,在一定程度上和现代健康定义中的动态平衡有着异曲同工之妙。

五、健康的影响因素

WHO 报告指出,影响健康的主要因素中,17%为环境因素(7%为自然环境,10%为社会环境),15%为生物因素,60%是行为和生活方式因素,8%为卫生服务因素。

1. 环境因素

环境是指围绕着人类空间以及直接或间接地影响人类生活的各种自然因素和社会因素的总和,因此人类环境包括了自然环境和社会环境。自然界在孕育人的同时还存在各种各样可能危害人类健康的物质。气候、气流、气压、地质变化等,不仅会影响人类健康,甚至还可能给人类带来灾难。在社会环境中,政治制度的变革、社会经济的发展、文化教育的进步与人类的健康也紧密相连。污染、人口和贫困,是当今世界面临的严重威胁人类健康的三大社会问题。良好的社会环境是健康的根本保证。

2．生物因素

生物因素是指人类在长期的生物进化过程中所形成的遗传、成熟、老化以及机体内部的复合因素。生物因素中,遗传因素和心理因素起到非常重要的作用。越来越多的研究揭示遗传因素在疾病的发生和发展过程中起到重要的作用,因此重视遗传因素对健康的影响具有特殊的意义。心理因素和疾病的产生、防治有着密切的联系,消极心理因素能引起许多疾病。遗传是不可改变的因素,但是心理因素可以改善。虽然我们不能选择基因,但是我们可以选择健康。积极的心理因素是保持和增进健康的必要条件。

3．生活方式因素

不良的生活方式和有害健康的行为已经成为当今危害人们健康、导致疾病和死亡的重要原因,如吸烟、饮酒、熬夜等。在我国,不良生活方式和有害健康的行为已经成为当今危害人们健康,导致疾病和死亡的重要原因。

4．卫生服务因素

卫生服务是指卫生机构和卫生专业人员为了防治疾病、增进健康,运用卫生资源和各种手段,有计划、有目的地向个人、群体和社会提供必要服务的活动进程。卫生服务的范围、内容和质量直接关系到人的生、老、病、死和由此产生的一系列健康问题,比如医疗事故、医院内感染等。

六、健康的心理标准

心理健康的标准具有相对性,现在认同的心理健康有如下十条标准:(1)有充分的适应能力;(2)充分了解自己,并能对自己的能力作恰当的估计;(3)生活目标能切合实际;(4)与现实环境保持接触;(5)能保持人格的完整和谐;(6)有从经验中学习的能力;(7)能保持良好的人际关系;(8)适度的情绪发泄与控制;(9)在不违背集体意志的前提下,有限度地发挥个性;(10)在不违背社会规范的前提下,个人基本需求能恰当满足。

此外,我国心理学家还从适应能力、耐受力、控制力、意识水平、社会交往能力、康复力、愉快胜于痛苦的道德感等方面阐述了心理健康的标准。其中,有五项标准值得重视:智力正常、情绪良好、人际和谐、社会适应和人格完整。有关男人的心理健康将在后续章节中进一步展开讨论。

七、健康有关的行为

1. 促进健康的行为的类型

（1）日常健康行为：如均衡的膳食、合理的睡眠、适量的锻炼以及合理的营养。（2）保健行为：如进行定期体检、预防接种等医疗保健服务以维护自身的健康。（3）规避有害环境：此处指主动回避或者积极应对引起过度心理应激的生活环境，此处的环境也可指自然环境，如环境污染等。（4）戒除不良的嗜好：如戒烟限酒，不滥用药物，坚决杜绝毒品等。（5）预警行为：这里指的是预防事故发生以及发生事故后正确应对的行为，如乘坐飞机时服从乘务人员的安排，乘坐汽车时系好安全带，发生交通事故后懂得如何自救和他救等。（6）求医行为：当我们在觉察身体发出疾病的信号时，能正确认识并且寻求科学可靠的医疗服务。

2. 促进健康行为的五大基本特征

（1）有利性：健康行为的表现利己、利他、利社会，如不抽烟、不酗酒、不吸毒；（2）规律性：健康行为表现出恒常的规律，比如定时、定量进餐，有规律的作息；（3）和谐性：健康的行为虽然具备自我的个性特点，但是可以根据外界的环境随时调整自身的行为；（4）一致性：健康行为在表现时和内心的心理情绪一致，没有冲突或者表里不一的表现；（5）适宜性：健康行为的强度受到理性的控制，无明显冲动的表现，但是这一行为强度有利于健康。

3. 危害健康的行为类型

（1）吸烟：已有大量研究证实吸烟和肺癌的关系，吸烟除了影响自我的健康，产生的二手烟甚至三手烟对他人的健康存在危害。（2）酗酒：酒精在体内代谢生成的乙醛对神经系统具有强烈的麻痹作用。因此酒后容易发生打架、斗殴等事件，而且大量摄入酒精对肝脏等消化器官存在损害。（3）吸毒：在我国，无论是吸食毒品或者贩卖毒品都是违法犯罪行为，吸毒者和贩毒者都将受到法律的严厉制裁，多种类型的毒品具有精神致幻作用和成瘾性，对吸毒者的健康产生极大的危害。（4）乱性：不洁的性生活史将极大增加性传播疾病的患病风险，如艾滋病、乙肝、淋病、梅毒等，而且不洁性生活对社会关系的健康产生危害，严重者可能引起家庭破裂。（5）致病性行为模式：有研究认为不同的行为模式可能与疾病的发生有关，如 A 型行为模式较容易发生冠心病，通常表现为不耐烦和敌意，经常因为别人的微小失误或者无心得罪而大发雷霆，C 型行为模式则容易发生肿瘤，表现为极度压抑自我情绪，过度自我克制。

4. 危害健康的行为特点

（1）在危害自己的同时，对他人和社会产生直接或间接的不利影响。（2）对健康产生持续的危害作用，并且具有一定的强度。（3）大部分危害健康的行为是个体在后天的生活中学习或者培养的。

八、男性健康

男性在社会中往往扮演着"主导""强势"的角色，很多男性往往忽视了自己的健康。根据世界卫生组织和联合国的研究显示，男性的寿命平均比女性短 5～10 年。造成这一现象的原因有很多，包括基因的差别、情感模式的差别、激素水平的差别、生活习惯的差别等等。因此关注男性健康尤为重要。作为一位健康先生，应该了解自己的身体，懂得如何保持身体健康并且预防疾病的发生，拥有良好的生活习惯，饮食均衡，积极锻炼身体，作息规律；知晓情绪管理和宣泄，充分扮演好男性的社会、家庭中的角色，具备一定的抗压能力，懂得形象管理，具备良好的人际关系和职业素养，具备一定的审美。健康先生的标准是由多个维度构成的，如何成为健康先生将在本书的后续章节中逐渐展开。

陈　斌

第三章 男性的亚健康

一、什么是亚健康

亚健康是指人体处于健康和疾病之间的一种状态。处于亚健康状态者,不能达到健康的标准,表现为一定时间内的活力降低、功能和适应能力减退,但不符合现代医学有关疾病的临床或亚临床诊断标准。可以说现代医学的方法、技术还不足以发现亚健康人群中存在特定的疾病,但是处于亚健康的人群存在疲乏、记忆力减退、失眠等症状。

我们可以将亚健康定义为疾病的前期状态。处于亚健康状态时,如果不及时调整危害健康的行为习惯、调整精神心理状态,非常容易由疾病的前期状态发展至疾病阶段。当人体处于亚健康状态时,器官功能尚处于对危害因素的代偿期。事实上,人体内大部分的器官功能有较强的储备能力,代偿的能力非常强。人体肺脏并非需要全部的肺泡参与呼吸,即使是手术切除一侧的肺脏,剩下的另一侧肺脏仍足以维持生命活动必需的气体交换。因此疾病发病时,人体已经处于严重的失代偿状态。及时识别亚健康状态并且采取保健措施进行扭转对于整体的健康非常重要。

二、如何判断是否处于亚健康状态

根据美国疾病控制中心颁布的亚健康标准,同时具备以下 2 项主要诊断标准,6 项症状标准和 2 项体征标准,或者累计具有 8 项以上症状标准,即可确定为亚健康。

1. 主要诊断标准

(1) 长期反复发作的疲劳,且时间在半年以上;(2) 医院就目前的医疗水平,医生的技术水平,对这种疲劳在身体上找不到任何器质性疾病,这种疲劳不是由于疾病引起。

2. 症状标准

(1) 体力或心理负担过重,引起不易解除的疲劳;(2) 找不到原因的四肢无力;(3) 有失眠、多梦和早醒的症状;(4) 头昏、头痛或头胀等头部的不适;(5) 注意力很难集中,记忆力明显减退;(6) 食欲减退,不思饮食;(7) 不明原因的四肢、胸背部不适,这种不适感有时很难定位且很难描述;(8) 长期心情不舒畅,倍感压抑、紧张、恐惧等不良情绪;(9) 性兴趣减退或丧失;(10) 性功能减退;(11) 低热;(12) 咽喉感到干燥,咽部有异物感。

3. 体征标准

(1) 低热:体温小于 38℃ ;(2) 咽部有充血,但无明显的咽炎、扁桃体炎;(3) 未发现其他引起疲劳的疾病。

我国目前对亚健康的诊断仍旧没有一个明确、统一的标准。概括起来,亚健康的症状表现为三个下降:其一为活力下降,精神萎靡,对事物提不起兴趣,记忆力下降,忽然想不起来平时非常感兴趣的人和事物,注意力非常难集中,总是出错,对自我的控制能力发生下滑,容易失眠且多梦;其二是对环境的适应能力下降,表现为对环境的冷和热非常难以适应,怕冷且怕热;其三是免疫力下降,容易发生感冒、腹泻等病症。

三、亚健康的流行病学调查

2004 年 4 月 8 日在北京举办的"21 世纪中国亚健康市场学术成果研讨会"提供的资料显示,我国有 70% 的人处于亚健康状态,而达到健康标准的人只占 15%,其余的 15% 处于疾病状态。而 2014 年 WHO 调查认为人群中仅仅有 5% 的人处于健康状态,而 75% 的人群处于亚健康,而剩下 20% 的人则被诊断患有各类疾病。现代都市白领阶层中,有很多会出现头晕、头痛、乏力、心悸等症状,检查后又无法发现异常,这就是亚健康的表现。工作压力可能迫使人体接受诸多的社会信息,进而使得人体处于亢奋状态,久而久之的亢奋引起交感神经系统的失调。因此亚健康也可以认为是一种精神和心理方面的平衡失调,使得人体对社会生活、工作环境不适应,身心处于不协调的状态。

不同职业人群中的调查发现亚健康的患病率存在职业差异性,企业员工、大学教授以及机关干部等人群中患病率普遍较高。有学者对国内的医务人员进行调查后发现,他们的亚健康发生率高于一般人群。概括起来,亚健康的常见人群有:(1)工作任务重、精神压力大、脑力劳动繁重的人群,如承担重大责任的领导、干部等人员;(2)工作节奏快,生活作息容易不规律的人群,如经常加班、出差的人员;(3)久坐、过度用脑和缺少体力活动的人群,如知识分子、IT行业、办公室文员等;(4)对新的生活、工作环境适应性差,人际关系紧张的人群,如刚参加工作、外出求学的人员;(5)情感空虚、悲观郁闷的人群,如单身、留守人员;(6)遭受突发事件或受精神打击的人员,如离婚者、丧失亲人的人员;(7)体弱人群或者机体健康状况处于转折的人群,如更年期人群等人员;(8)长期从事简单、机械化工作的人员等。

四、引起亚健康的原因

1. 工作压力过大

随着社会的高速发展,竞争日趋激烈。这对职场人员提出了非常高的要求,所以大部分人在职场上肩负着非常重的压力。而人体为了适应压力,需要进行相应的调整,但是这种调整是有限度的,并且具备一定的时效性。长期过度的工作和生活压力将导致长久以来的平衡状态被打破,进而出现情绪低落等亚健康的症状。

2. 睡眠不足

长期的睡眠不足导致体内的生物钟发生一定的改变。在睡眠过程中,大脑得到充分的休息,并且机体处理疲劳所带来的各种生理变化。不足的睡眠使得机体尚未能调整好状态就不得不迎接新的工作状态,久而久之引起功能的紊乱。

3. 饮食不合理

饮食是保证机体健康工作的基础,合理膳食不仅能保证每日基本的能量需求,还可以进一步影响代谢功能。在摄入基本的营养需求后,经过机体的转化和贮藏,足以应对机体的正常运转。但是现代生活中容易出现饮食过剩和营养不均衡的情况。过度摄入的营养物质超出了机体的处理限度,则容易引起机体的代谢异常,这种代谢异常的发生是一个漫长的过程,是一个由量变到质变的过程。亚健康则是疾病变化的一个阶段。

4. 运动不足

俗话说,生命在于运动。现代生活中由于交通工具的发展和自动化设施的普及,人们生活中运动的比例在逐渐下降。适当合理的运动有助于机体新陈代谢,摆脱亚健康状态。

5. 不良的生活习惯

吸烟、酗酒、作息不规律等等。

6. 生活环境因素

随着工业化社会的发展,环境污染也成为危害健康的隐患。当前的环境存在空气污染、噪声污染等。

7. 不和谐的人际关系

人际关系不仅影响人的社会健康,还对人的心理健康产生影响。不和谐的人际关系给人带来心理上的压力,进一步造成亚健康状态。

五、如何从亚健康状态重新回到健康状态

既然亚健康是疾病的前期,在此时进行干涉和预防,可以说是事半功倍。而亚健康的形成具有多方面的因素,因此摆脱亚健康需要通过自己的努力改变可以自我把控的因素。

1. 均衡饮食

养成健康饮食的好习惯。在饮食中应该注意以低脂肪、低热量的食物为主,尽量避免过多摄入高脂肪、高热量的食物;饮食应该有节制,按时、定量用餐,不要饥一顿饱一顿。应注意根据自身需求合理进行膳食,平衡各种生命活动所需的基本营养元素。事实上,没有任何一种食物包含了人体所需的全面营养,即使是天天山珍海味也不如均衡膳食来得健康。合理摄入优质蛋白质,增加粗粮、杂粮、蔬菜、水果的比例,科学合理平衡膳食营养。

2. 保障睡眠

因工作或者娱乐造成的睡眠不足已经成为当今影响健康最普遍且严重的问题，需要引起我们的高度警觉。作息规律、避免经常熬夜、保证充足的睡眠已成为通往健康的密钥。

3. 善待压力

人之所以会感到疲劳，一是人体的高强度运作，再者是情绪使人体的身体处于一种紧张的状态。因此一定要学会放松，从紧张和疲劳中解放出来。要确立切实可行的目标定向，切勿制定超出自身能力的目标而导致因无法达到造成的心理压力。人在社会上生存，难免有非常多的烦恼和曲折，必须学会应对各种各样的挑战，通过心理上的调节保持心理平衡。

4. 培养兴趣爱好

兴趣爱好可以帮助人们增加自身的活力并且培养情趣，使得生活更加充实。健康有益的文化娱乐和体育活动不仅可以修身养性、陶冶情操，还可以作为一些心理疾病的辅助治疗手段，防止亚健康状态进一步发展，向疾病转化。

5. 适量增加运动

每天抽出至少 30 分钟的时间到户外锻炼，不仅消脂缓压，还能健美健身。晚饭后适宜做适当的散步，有助于消化。

六、中医对亚健康的解读

《亚健康中医临床指南》中根据亚健康状态的临床表现分为以下几类：（1）以疲劳，或睡眠紊乱，或疼痛等躯体症状表现为主；（2）郁郁寡欢，或焦躁不安、急躁易怒，或恐慌胆怯，或短期记忆力下降、注意力不能集中等精神、心理症状为主；（3）以人际交往频率减退，或者人际关系紧张等社会适应能力下降表现为主。上述 3 条中任何 1 条持续发作 3 个月以上，并且经系统检查排除可能导致上述表现因素的疾病者，可分别判断为处于躯体亚健康、心理亚健康、社会交往亚健康状态。躯体亚健康又可以进一步分为疲劳性亚健康、睡眠紊乱性亚健康、疼痛性亚健康等，心理亚健康又可以分为焦虑性亚健康、抑郁或淡漠性亚健康、恐惧型亚健康记忆力下降性亚健康等。

中医理论认为,亚健康的发病多因七情内伤,加之劳倦、饮食、生活不节制等导致体内的阴阳平衡失调,升降失常,气血津液、脏腑经络功能紊乱,导致心脾气血两亏、脾虚湿盛、肝郁气滞、气滞血瘀、肝肾阴亏。此时如进一步发展,可引起脏腑气血功能失调,将会导致气滞、血瘀、痰湿,郁久化热而出现热、毒、瘀、虚等一系列病理变化,可涉及心、肝、脾、肾等脏腑。亚健康人群虽然表面上没有病,但是已经出现了一系列的不适症状,在中医学的范畴里已经属于"病"的范畴。虽然古时候人们并没有亚健康的概念,但是亚健康可以使内伤杂病种许多病症的表现,机体已经出现了阴阳、气血、脏腑、营卫的不平衡现象。所以说,中医和西医对于病的定义范畴存在差异。中医治未病重视情志、环境、生活习惯等因素在疾病的发生、发展和预后方面所起的作用,重视对机体整体功能状态的调理,对亚健康的防治有着一定的理论指导作用。

七、亚健康的认识误区

亚健康是一个医学术语,其概念虽然有一定的范畴,但是由于亚健康状态的机体没有固定的症状表现,并且个体主观症状感受比例非常大,因此亚健康涉及多个层面,内涵范畴极其广泛,容易造成在生活中被不恰当地滥用。当下不乏利用亚健康大做文章的机构、行业和商家。许多商家利用亚健康作为一种市场促销的噱头,甚至本身并不清楚亚健康的具体概念,就打着亚健康的旗号和标签四处招摇撞骗,到处兜售所谓亚健康治疗的产品,炒作一些产品,在他们的宣传当中,这些产品具备保健功能,能够治疗亚健康,如保健床、保健枕头、保健茶壶等,使得亚健康这一专业术语被滥用,民众对亚健康产生了各种各样的认识误区。因此,不随意相信所谓的亚健康治疗产品,从亚健康向健康的转换需要个体从诸多方面做出改变,不是一个简单的保健产品就可以轻松做到的,需要个人甚至群体的共同努力。

陈　斌

第四章　男人的性健康

一、什么是性

人类的性是一个复杂的概念,具备生物、心理和社会的三种属性。首先人类的性具备一定的生物学基础,人类需要通过有性生殖繁衍后代,但是人类一个非常独特的性特征就是发情期的消失,性行为从生殖程序中独立出来,人类的性交行为和生殖没有绝对的对应关系。男女两性生殖器差异是两性差异的最根本也是最明显的特征。男性的生殖器以阴茎为代表,性交过程中男性往往表现主动。性的心理属性则体现在性别、性欲、性幻想和性行为等不同方面。性别存在生物学上的性别和心理学上的性别。心理学意义的性别在于性的自我意识及社会的认同感。性欲指两性之间产生性交的欲望,它是一种能力,也是一种表现。一个人产生性欲具备一定的生物学基础,包括性激素、身体结构和身体的状态。性欲表现出来就是性兴奋。性欲可以通过意识进行强化或者抑制。性幻想则是与性有关的虚构想象。自慰时幻想虚拟的性对象,常常是自己认为最有魅力或最能引起性欲的人。性行为最典型的是两性的性交,除此之外还可以按照性行为的对象、方式、法律和社会规范分类出各种各样的性行为。需要注意的是,个人性行为受到社会伦理道德和社会法规的约束。因此,人类的性也具备一定的社会属性。

二、男人一生当中的性心理和性行为特点

婴儿时期(出生～18个月)神经发育尚不完善,没有直接类似成人的性感受。而在进入幼儿期(18个月～3岁半)时,此时则是幼儿心理发展的关键时期。这个阶段是性意识的孕育阶段,他们的性愉快体验从无意走向有意。部分幼儿将玩弄阴茎作为自娱自乐的手段。父母遇到这种情况可通过分散儿童注意力、养成良好睡眠习惯

和注意局部清洁卫生等进行解决,万万不可打骂或者惩罚儿童。此时孩子逐渐开始认识到自己的性别。学龄前期(3岁半～6岁)阶段男孩的性欲有明显的提升,玩弄阴茎的频率会增加,喜欢和女孩子交流身体的问题,对女孩的生殖器感兴趣。这个时期对幼儿进行正确的引导非常重要。学龄期(6～12岁)的孩子因为开始上学,需要花费大量的时间和精力在上课、作业、辅导班等,相较学龄前期的孩子玩弄阴茎的频率会大幅度下降甚至消失。这个阶段的男孩性机能尚未发育成熟,自慰行为往往是一种好奇行为并非生理需求,他们的控制能力、是非判断能力还十分有限,部分儿童可能存在一定形式的"性游戏"。

进入青春期后,性器官和第二性征迅速发育,初期表现为身体体格的迅速增长,随后以生殖功能发育为主。随着内分泌系统的进一步发育,男性体内雄激素水平增加,睾丸逐渐变大,阴茎增长变粗,龟头开始外露;开始出现阴毛和腋毛,并且依稀长出胡须。喉结突出,声音变得粗犷、低沉,肌肉开始增多,皮脂腺分泌增加,皮肤出现粉刺。这个阶段中,阴茎的自发性勃起非常频繁,而且睾丸开始产生精子。当体内精液贮存到一定量时,就会从体内自发性排出,称为遗精。这种情形往往出现在梦中,所以又称为梦遗。此阶段的男性可能表现出一定程度的性抵触、躁动和崇拜,部分人因为性萌动开始追求异性,产生爱情的萌芽。这一阶段的性心理特点可能因人而异,但是正确认识两性的身体,接受正确的性教育对成年以后的性健康非常重要。

在进入成年期后,生理和心理都已经发育成熟,寻求自己的理想配偶并结为夫妻。新婚夫妇可能性生活较为频繁,可能部分男性开始关注性生活的频率、时间,并且在意女性的体验满意度。有些人可能怀疑自己的阴茎是否比别人短小而无法刺激女方兴奋。随着步入中年,有孩子的夫妇开始以孩子为中心,部分男性忙于应酬,觉得爱情无维护,房事缺乏新意,可能会产生各种各样的问题。这一阶段的男性应与爱人对性活动进行认真的协调,做到真正的情感交流,保持夫妻之间的爱情关系,婚姻的和谐离不开性活动的和谐。在进入老年期后,男性的性机能减退不如女性那么强烈,男性体内的睾酮水平仍旧足以维持性生活。这个阶段大部分夫妻的儿女已经独立,两个人有更多的时间相处,而且有着更多的社交或是文娱时间,部分老年男性觉得自己的性欲甚至不降反升。有记载说17世纪中叶英国寿星汤世斯帕尔在120岁时还有性生活。因此老年人的性能力到底能维持多久? 性生活的频率应该维持多少? 这些都没有定论。

自慰,又称为手淫,是指通过对身体的自我刺激而达到性兴奋的任何活动。在大多数情况下,都是通过手刺激性器官或者敏感部位进行。长久以来人们争论不休的一个话题就是自慰到底有害还是有益。综上所述男人一生的性心理和性行为特点可以发现,从幼儿时期开始可能自慰就伴随着一个男人的一生,但是一个男人也可能终生都不曾自慰。无论有还是没有,自慰都是非常普遍正常的一种性行为。那么很多人又会好奇,到底怎样的自慰频率才算正常?事实上,自慰的频率并没有严格的次数限制。不同人依据自身的情况可自行把握自慰的频率。通常以能发泄性胀满、达到内心的满足而不引起身体疲惫和心理负担为宜。特别是处于青春期的男性,生殖系统的快速发育,因为无法进行性生活而性能量迅速堆积,此时适当的自慰有助于宣泄过度积累的性能量。实际的临床工作中经常遇到有男性朋友听到自慰有害身体健康的言论,一下子实施禁欲,连着几个星期既没有性生活也没有自慰,出现遗精甚至频繁遗精,久而久之容易诱发前列腺炎症。但是任何事物都有其两面性,过度自慰容易造成心理负担,频繁自慰后容易产生"畏罪感",感到身心疲惫,此时也容易发生前列腺炎。不恰当的自慰方式,改变了身体对性刺激的感知维度,容易在未来的性生活中诱发功能性不射精症。自慰后如果不注意个人卫生,容易导致细菌滋生,诱发包皮龟头炎等。因此,恰当、正确的自慰方式并非一无是处,但过度自慰或不恰当方式进行自慰也对健康有害。事实上,部分男性即使在婚后也存在自慰的行为。其中有很多原因,比如妻子怀孕,夫妻异地,妻子处于月经期或者因为疾病而不方便进行性生活。

三、正常的阴茎勃起和射精

自古以来不少地方就存在生殖器崇拜,认为阴茎的尺寸和男性的阳刚之气挂钩,事实上,性生活的质量高低与否,往往长度并不是决定性因素,良好的沟通、适当的前戏和技巧、充足的硬度等才是关键因素。下表列出了 20 世纪 90 年代以来发表的关于中国成年男性阴茎大小的研究。

表 4.1　中国男性阴茎大小的调查研究

作　者	发表年代	样本量(例)	地区	年龄(岁)	自然疲软长度(cm)	自然疲软周长(cm)	充分勃起长度(cm)	充分勃起周长(cm)
史成礼等	1963	1 412	甘肃	20～30	8.18±2.87	8.00±2.21	12.00±2.92	10.75±2.50
王润等	1988	200	全国	18～33	7.13±1.45	7.76±1.32	13.01±1.30	11.18±1.06

作 者	发表年代	样本量（例）	地区	年龄（岁）	自然疲软长度（cm）	自然疲软周长（cm）	充分勃起长度（cm）	充分勃起周长（cm）
朱惠斌	1990	990	上海	23～35	6.9±1.40	7.85±0.94	11.6±1.70	10.37±1.26
邢国武等	1990	1 149	内蒙古	20～40	9.38±1.13	8.29±0.74	12.73±1.27	10.92±0.95
吴伟成等	1993	104	北京	17～45	8.86±1.14	8.48±0.76	13.51±1.08	11.03±0.83
冯玉明等	1994	300	上海	22～49	6.6	7.63	11.57	11.15
胡捍卫	1998	180	安徽	17～24	7.30±1.50	7.6±1.40	12.00±1.40	11.20±0.80
张普忠等	1999	220	天津	20～40	8.75±2.88	8.94±1.82	12.74±3.18	10.56±2.35
覃正兴等	1999	500	广西	22～33	7.2	8.04	12.27	10.52

正常男性存在 3 种不同机制的勃起：1. 由大脑高级神经中枢所控制的勃起，通常表现在男性看到情色资料或者性幻想时，无须刺激阴茎或者敏感部位即可以完成的勃起；2. 阴茎感受到外界刺激后产生的勃起，如自慰或者性生活前戏时产生的勃起；3. 自发性的勃起，表现为晨勃以及夜间的自发性勃起。男性清醒状态下，高级神经中枢对阴茎的勃起表现为抑制作用。但是在夜间熟睡时，高级中枢对阴茎勃起的抑制作用减弱，自主神经控制下阴茎产生勃起。阴茎的勃起是神经、内分泌系统和血管共同协作的结果。无论是受到外界刺激还是接收到大脑发出的信号，阴茎在接收到神经发出的信号后，阴茎内的血管产生了一系列变化。动脉血管产生了扩张，而静脉系统进一步关闭，导致阴茎内血流增多，阴茎体积迅速增大。这就宛如吹气球时不停地往气球内吹气，但又不能漏气一样，气球才能变大。在勃起时，阴茎内的血流压力升高，使阴茎获得足够的硬度。临床中为了大致区分阴茎勃起的硬度，对其进行了相关分级：Ⅳ级，很硬，可以轻松插入阴道，相当于人额头的硬度。Ⅲ级，较硬，可以勉强插入阴道，相当于人鼻尖的硬度。Ⅱ级，稍硬，不能插入阴道。Ⅰ级，阴茎仅仅表现为充盈状态。

射精是在神经系统的调节下由相关器官参与的神经生理反射过程，它包括泌精、射精和伴随射精过程的性高潮。正常的射精需要神经、内分泌和射精器官解剖与生理的完整和协同运作。射精中枢位于脊髓中,射精过程中,射精中枢发出相应的信号,输精管和精囊的平滑肌发生收缩,将其中的精液送入后尿道。此时膀胱颈部的括约肌关闭,防止精液进入膀胱中的尿液。射精过程中,盆底的肌肉产生节律性的收缩,因此精液呈节律性分段排出体外,此时伴随着强烈的愉悦感,即达到性高潮。

四、常见男性性功能障碍

1. 男性性欲低下

成年男性持续对性幻想和性活动不感兴趣,其性兴趣冷漠,甚至完全丧失性欲。先前提到,男性在性活动中大多数处于主动的地位,男性性欲低下的后果及对双方的危害往往高于女性性欲低下,并且对男性的心理产生负面影响,容易形成恶性循环,严重者可能导致婚姻破裂。

男性性欲低下可以是独立的性功能障碍,也可以是继发于其他性功能障碍。常见的性欲低下原因有器质性因素、心理因素和药物等化学因素。器质性因素包括:(1)全身性疾病。严重的全身性的急性或者慢性疾病都可能导致男性性欲低下,如慢性肝病、慢性肾病等;(2)性腺功能低下。常见于各类影响雄激素产生的内分泌系统的疾病。睾酮等性激素对性欲的维持和调节非常重要,但是并非决定性因素;(3)与性行为相关的神经损伤或者病变。

精神心理因素对男性性欲的影响非常重要。尤其是心理素质较为脆弱的人,更容易受到外界的影响,进一步影响大脑皮层的功能。常见精神心理因素包括:(1)缺乏或者接受错误的性教育、存在对性生活的恐惧心理、对性接触忧虑或者害怕性传播疾病;(2)曾经因为性交失败或者不和谐而受到女性的责怪或者嘲讽;(3)宗教戒律或者传统的束缚;(4)夫妻感情、家庭关系不和谐;(5)有婚外情或者婚外不洁性生活史,产生了压抑和罪恶感;(6)工作压力大或者受到了重大挫折;(7)人际关系不协调等社会问题诱发的焦虑、抑郁等。

常见的影响性欲的药物包括:(1)镇静药;(2)降低雄激素或者促性腺激素的药物,如治疗前列腺癌或者雄激素脱发的抗雄激素药物等;(3)降压药,如利舍平、螺内酯等;(4)抗过敏药,如异丙嗪、氯苯那敏等;(5)胃肠道药物,如西咪替丁、雷尼替丁等;(6)部分精神兴奋剂和麻醉剂,如可卡因、酒精等。

男性性欲低下的治疗,应积极寻找导致性欲低下的原因。如存在使用影响性欲的药物,可选择停药或者改用其他对性欲无影响的药物。存在全身性疾病的人应先治疗全身性疾病,而雄激素分泌减少的患者可考虑口服雄激素治疗。但是应注意雄激素可能产生的副作用,尤其是对自身合成雄激素的抑制、生精功能的干扰以及老年男性中潜在的前列腺癌风险。普及性教育,可选择咨询和以指导为主的精神心理疗法,解除患者对性的顾虑。存在心理性疾病的患者应该先治疗心理障碍。在性欲低下的心理行为治疗中,妻子的协作和态度非常重要。对性欲低下的预防主要是接受正确的性教育,学会如何处理工作生活中的压力,适当减压。长期服用可能导致雄激素下降的药物应严格遵从医嘱,定期复查。

2. 勃起功能障碍(ED)

阴茎勃起功能障碍,俗称"阳痿",指阴茎持续不能达到或者维持足够的勃起以完成满意的性生活。这样的情况通常持续三个月以上。2003 年在北京、广州和重庆地区的研究表明,在 2 226 名中年男性中,ED 的患病率高达 40.2%,而这些中年男性的平均年龄只有 40.2 岁! ED 的原因非常复杂,大致可分为器质性 ED、心理性 ED 以及同时存在器质性和心理性病因的混合性 ED。

勃起功能和年龄密切相关,现代科学已经有越来越多的研究发现 ED 和心脑血管疾病的关联。有研究发现,出现勃起功能障碍的男性未来出现心脑血管事件的风险是勃起功能正常者的 50 倍! 有专家认为,阴茎的血管比供应大脑和心脏的血管更细,因此在出现血管问题时,阴茎的血管往往率先出现问题,即出现 ED。甚至有人认为,ED 是阴茎"中风"的表现。

引起 ED 的心理因素包括:(1) 夫妻关系不和谐。夫妻间缺乏交流,甚至感到厌恶,或是性伴侣之间不合作,这些都可能发展成 ED。现代社会中,很多人将结婚作为一种任务,往往是因为父母的逼迫而被迫相亲,更有甚者在相亲过程中以物质条件作为衡量的砝码,进而踏入没有情感基础的婚姻。这样的夫妇婚后容易因为各种各样的琐事而出现关系不和谐。这种婚姻关系下,男性非常容易出现 ED。通常而言,男性在性关系中应该是主动的,但是在某些家庭中,过于强势的女性也会在一定程度上引起男性勃起功能障碍。(2) 社会家庭因素。在一个性禁锢和封建文化意识非常严重的环境中,人们的性知识和性教育往往是空白的,对性的态度也往往是否定的。这种禁锢的态度进一步影响到个体产生否定的性观念,容易对自身的性冲动产生压抑,抑制勃起,最终导致 ED。临床工作中也不乏"妈宝"患者,特别是婚后还和父母住在一起的夫妇,可能会因为男方父母"想抱孙子"的想法,连性生活都受到一定的干预,甚至把性生活当作一种任务,这都非常容易引起夫妻关系不和及男性勃起功能障碍。

(3)不良的性经历。来自性伴侣的嘲笑、儿童时期受到性侵害都可能影响个体在性行为时的心理状态,最终导致勃起失败。部分女性可能因为缺乏正当的性教育,对男性生殖器的尺寸、射精时间有着错误的认知,这都可能对男性的自尊心、自信心造成巨大的打击,进一步影响男性性功能。(4)不适当或者不充分的性刺激。(5)焦虑和抑郁。当出现一次勃起失败的经历时,有些男性会担心下一次性生活还不行,这样的焦虑情绪反过来增加下次性生活勃起的难度,久而久之就导致了 ED。

引起 ED 的疾病因素非常多,常见的有:(1)内分泌疾病,如性腺功能减退症、糖尿病、甲状腺疾病、高泌乳素血症等;(2)血管性疾病,如高血压等,以及潜在的影响血管功能的代谢性疾病,如高脂血症、代谢综合征等;(3)神经系统疾病,如脊髓损伤、骨盆骨折、帕金森病、癫痫等;(4)精神疾病,如抑郁症等;(5)阴茎硬结症等阴茎自身的疾病;(6)全身性疾病,如慢性肾脏病、肿瘤等。

ED 的危险因素包括吸烟、吸毒、酗酒等。一些药物也可能影响阴茎的勃起功能。如抗抑郁或者精神病药物(5 羟色胺再摄取抑制剂等)、部分高血压药物(噻嗪类利尿剂等)、激素类药物(抗雄激素药物、雌激素、糖皮质激素等)。而盆腔和生殖系统的手术也可能因损伤了支配阴茎勃起的神经而导致 ED。

ED 的诊断依赖于完善的病史记录、全面的体格检查以及相关的辅助检查。在体格检查中,医生会初步判定是否存在阴茎硬结、发育问题,并且根据体格检查的结果进一步选择后续的实验室检查和辅助检查项目,如空腹血糖、血脂、性激素、泌乳素、肝肾功能、生殖系统超声,以及特殊的性功能相关检测,这些都有助于寻找病因。

在临床工作中,鉴别心理性 ED 和器质性 ED 的一个非常重要的检查就是阴茎夜间勃起检测。曾经有搞笑诺贝尔奖授予一个检测夜间阴茎勃起的方法:即将邮票环绕在阴茎周围,第二天检查邮票之间的连接是否断开,如果断开则说明存在夜间阴茎勃起。虽然这样的检测方法可靠性较低,但是恰恰反映了夜间阴茎勃起的重要性。通常医院都会采取硬度扫描仪测定夜间阴茎勃起。正常情况下夜间勃起频率为3~6次,每次勃起的时间持续 10~15 分钟,硬度超过 70% 且阴茎根部周径胀大超过 3 cm,头部胀大超过 2 cm。但是这样的检测方法受到睡眠状态的影响,为了准确观察患者夜间勃起的情况,通常需要观测 2~3 个夜晚。临床上还可使用阴茎彩色多普勒超声的方式评价阴茎血管的功能。实际应用过程中需要事先注射药物,使用超声检测血流速度。正常人的动脉收缩期峰值流速大于 30 cm/s,舒张末期峰值流速小于 5 cm/s,阻力指数大于 0.8,否则可能存在阴茎血管障碍。此外,还有视听刺激下阴茎勃起检测、阴茎海绵体造影等,旨在明确 ED 的病因。

　　ED 的治疗应注意危险因素的祛除。如果患者存在影响勃起功能的基础疾病,优先对基础疾病进行治疗,如高血脂、高血压等。保持良好的生活方式,戒烟限酒,适当运动。ED 的治疗应该包括对患者的治疗以及对患者和其伴侣的交流。治疗的目标在于达到和维持良好的勃起硬度,恢复满意的性生活。

　　ED 的口服药物治疗代表药物是 5 型磷酸二酯酶抑制剂(PDE5i)。这类药物最早应用于肺动脉高压的治疗,后意外发现其治疗性功能障碍的作用而一炮走红。其作用机理为阻断 5 型磷酸二酯酶的活性,提高阴茎内促进勃起的信号分子的浓度,进而促进阴茎勃起。代表性药物有西地那非和他达拉非。使用 PDE5i 需要有性兴奋条件,要适当的性刺激才能促进勃起。西地那非服药后 1 小时起作用,而他达拉非服药后通常 2 小时左右起效。使用 PDE5i 的绝对禁忌证是同时服用硝酸甘油!酒精或者过于油腻的食物可能会影响药物的吸收,进而影响作用。PDE5i 的主要副作用包括面部潮红、头晕、鼻塞、视物泛蓝、肌肉疼痛等,但是大部分在若干次用药后消失。应注意,PDE5i 对 ED 的病因没有直接的治疗作用,其主要在于帮助阴茎的勃起,因此 ED 的治疗应注意对病因的治疗。对于 ED 的患者,如果服用 PDE5i 后未获得理想的疗效,不能妄下结论认为药物无效,应该思考自己是否获得了足够的性刺激,是否已经尝试了一定次数的性行为,是否服用了影响药物吸收的食物,以及引起勃起功能障碍的原发疾病、外界因素是否得到了改善。

　　ED 的其他治疗还包括真空负压装置、海绵体内药物注射、经尿道给药和手术治疗等。真空负压勃起装置利用真空负压抽吸提高阴茎的海绵体血流,并且在根部放置弹力缩窄环来维持阴茎勃起。但是其吸引时间不能超过 30 分钟,常见不良反应包括疼痛、麻木、射精疼痛和皮下瘀斑等。阴茎海绵体内药物注射通过将血管活性药物注射入阴茎海绵体内诱发勃起,常用药物包括罂粟碱、酚妥拉明、前列腺素 E1 等,主要不良反应包括疼痛、皮下瘀血、阴茎异常勃起、海绵体纤维化等。还可以通过尿道灌注给药,主要药物为前列地尔,通过尿道上皮吸收药物诱发勃起。上述治疗均无效的患者还可考虑阴茎假体植入。假体有多种类,包括可膨胀式和非可膨胀式,术后常见并发症包括感染、机械故障等。血管性 ED 患者可考虑行阴茎血管手术,但是手术治疗的疗效尚不明确,选择时应格外谨慎。

　　无论是哪一种类型的治疗,都应该在正规医院的专业医生的指导下进行。很多人在出现性功能障碍时,不知道应该去什么医院,或者挂号时不知道该挂哪个科室。男性专业科属于泌尿外科范畴内的亚专科,但是现在越来越多的大型三甲医院开设男性专业科进行男性性功能障碍、男性生育问题的诊治。即使是未开设男性专业科的医院,泌尿外科中也有相关专业的医生,在挂号时应该特别注意医生的诊疗方向。由于历史原因,大部分性传播疾病仍属于皮肤专科的诊治范畴。

3. 早泄

早泄的定义尚存在非常大的争议。但是大多数的定义当中包括了三个重要的因素:射精潜伏期、控制射精的能力以及消极的身心影响。患者的主诉通常为阴茎插入阴道后短时间即射精或者未插入即射精。阴道内射精潜伏时间(IELT)指的是从阴茎插入阴道后到射精的时间间隔。不同国家和地区对早泄的 IELT 划分标准不一样,有 1 分钟、2 分钟、3 分钟等标准。但是从定义可以看出,许多人存在对射精时间的认识误区,以为正常男性的射精时间应该像色情资料中一样长达数十分钟甚至半小时或者一小时。其实色情影像出于商业的目的,都是演员的表演,而且具备特殊的拍摄技巧和拍摄方式,不能将其和普通男性的性生活进行类比。大部分男性的 IELT 在 3~8 分钟。但是早泄的定义是一个多维度的定义,还包括了射精的控制能力以及过快的射精时间使患者的心理产生的苦恼、忧虑、挫败感,可能对其与伴侣的关系产生影响,可能导致逃避性生活的心理。目前早泄的定义仅仅适用于阴道性交。

早泄的病因目前还不是十分明确。普遍认为焦虑等精神心理因素在早泄的发病中起到关键的作用,甚至有操作性焦虑的说法。即"射精快-担心自己射精快-射精更快"的恶性循环。抑郁症等精神疾病的患者可表现出早泄的症状。现代医学研究认为,神经递质 5-羟色胺的异常可能在早泄的发病中起到一定的作用。勃起功能障碍、慢性前列腺炎、甲状腺功能亢进等都可能引起继发性早泄。部分精神类药物或者酗酒者也会出现早泄的症状。

性交持续的时间和年龄、性生活经验、性生活频率等有关,射精时间长短的个人差异非常大。性交持续的时间可以通过训练而进一步的延长。不少男子在新婚后 1 个月内可能都表现出射精快,但是在实践经验的不断获得、双方配合度不断加强以后,性交时间可以显著延长。禁欲较长时间后的第一次性交、陌生环境中的性交都可能导致男方过度兴奋而射精潜伏期非常短。但是在规律性生活后,这样的现象便会逐渐消失,此时不能莽撞认为自己"早泄"。

早泄的诊断非常依赖病史,实验室检查和辅助检查,主要用于排除继发性早泄,如甲状腺功能、性激素、前列腺液常规等。目前有条件的医院还在开展阴茎神经检测,通过诱发体感电位判定阴茎背神经敏感度等。

　　早泄的治疗需要夫妻双方共同参与,首先即是正确的性知识教育,特别是增进对于射精时间的认识。其次,阴道内射精潜伏时间较短可以通过其他方式进行弥补。女性的性唤起通常较男性晚,可通过适当延长前戏、注重性生活过程中的沟通和技巧进行弥补。在进行早泄治疗时同样需要明确是否存在基础疾病,是否合并 ED、甲亢等疾病。部分继发性的早泄患者中,可考虑使用停-动和挤压法等行为疗法感知射精所需的阈值刺激强度以达到控制射精的目的。治疗早泄的药物包括选择性 5-羟色胺再摄取抑制剂(SSRI)、局部麻醉剂等。SSRI 包括长效和短效两种类型。短效 SSRI 达泊西汀是 FDA 唯一被批准用于早泄治疗的口服药物,性生活前服用,起效快而且半衰期较短,不良反应包括恶心、头晕、头痛等。长效 SSRI 一般用于抑郁症的治疗,应用于早泄治疗时属于超适应证用药,但是在达泊西汀问世之前,男科医生们较多使用本类药物治疗早泄,并且观察到了一定的疗效。这类药物包括舍曲林、帕罗西汀、西酞普兰等。但是长效 SSRI 需要每日服用,而且不能轻易停药,否则容易出现戒断综合征。这类药物的主要副作用为嗜睡、头晕等,司机、高空作业等人群禁止服用。局部麻醉药早在 20 世纪 40 年代就应用于早泄的治疗,其作用机理在于麻醉阴茎表面的神经,降低敏感性,延长射精潜伏期。副作用包括阴茎感觉异常、勃起功能障碍等。但是由于表面麻醉剂代谢较快,起效快但是失效也快,这些副反应通常是一过性的。针对早泄的手术治疗有选择性背神经阻断术,但是疗效尚不明确,可能存在引起严重的勃起功能障碍等不良反应,选择需慎重。

4. 不射精

　　不射精指性交过程中虽然患者有正常的性兴奋和阴茎勃起及插入阴道的抽动,但是始终不能达到性高潮,不能产生节律的射精动作,无法完成将精液排出体外的现象。大部分不射精属于功能性不射精,性交时不射精但是睡梦中有遗精或者自慰时能诱发射精。常见原因有:(1)各种社会因素、精神因素对射精中枢的抑制,如不正确的性交观念、较差的环境、夫妻关系不和等;(2)不正当自慰方式者,如夹腿、夹床板等;(3)某些药物也可能引起不射精,如镇静剂、安眠药、抗抑郁药等。器质性不射精可能包括先天性输精管及附属性腺发育不良,垂体肿瘤,脊神经损伤等。这部分患者可能性交和睡梦中都无射精现象。
　　器质性不射精的治疗应注意原发疾病的治疗。功能性不射精的治疗中,首先应进行心理治疗,消除心理障碍,进行性生活的指导,与夫妻双方的沟通对于整体的治疗非常有益。而采用自慰器模拟阴道环境可起到一定作用。口服药物包括麻黄素、左旋多巴等。

5. 逆行射精

逆行射精是指性交过程中能达到性高潮,产生射精动作和感觉,但是无精液从尿道排出,精液逆行射入膀胱,性交后的尿液检验发现精子和果糖。逆行射精的病因包括解剖学因素、药物因素(利血平等)、神经性因素(盆腔手术创伤、糖尿病外周神经病变)等均可能引起逆行射精。逆行射精应积极治疗原发疾病,血糖控制不佳者应积极内科降糖治疗。可选择麻黄素、米多君等增加膀胱颈部收缩关闭能力或者促进尿道平滑肌收缩的药物。解剖异常的患者可考虑进行手术治疗。逆行射精会对患者及配偶产生较大的心理压力,医生一般会进行适当的心理辅导。部分有生育需求的患者可考虑从尿液中收集精子进行人工授精。但是尿液可显著降低精子的活力。

五、性传播疾病

性传播疾病主要指通过性接触传播的一组传染性疾病,我国目前列入法定管理范围的性病包括艾滋病、梅毒、淋病、软下疳、淋病性淋巴肉芽肿、非淋菌性尿道炎、尖锐湿疣、生殖器疱疹等 8 种。

1. 淋病

淋病是由淋病奈瑟菌感染所导致的一种性病,男性感染淋病奈瑟菌后最常见的临床表现为尿道口红肿,轻度瘙痒刺痛,少量稀薄黏液流出。随之症状、体征迅速加剧,2 天内出现典型的化脓性前尿道炎的症状,即尿道刺痛、排尿困难、尿急、尿频,尿道分泌物可进一步变稠,呈深黄色。部分患者症状较轻。第一周病程较严重,若不治疗症状可逐渐减轻或消失,也可能因细菌上行感染,引起前列腺炎、精囊炎、睾丸炎等。实验室检查中通常取患者分泌物进行培养,发现淋病奈瑟菌特征性的菌落即可确诊。进一步进行药敏实验确定敏感的抗生素。对于淋病的预防应注意宣传,避免无保护的性接触。治疗时性伴侣应同时检查治疗。注意个人卫生和隔离,不和家人、小孩同床、共同沐浴。

2. 非淋菌性尿道炎

非淋菌性尿道炎病原体主要为沙眼衣原体、解脲支原体、生殖支原体和人型支原体等。男性非淋菌性尿道炎症状和淋菌性尿道炎类似,但是程度较为轻微,表现为尿道不适、瘙痒、刺痛或者灼热感,少数有尿频等,尿道口轻度红肿。分泌物为浆性或者黏液性,较为稀薄,较少自行流出,多表现为早晨尿道口形成糊状污染内裤或者痂样封住尿道口。部分患者可无症状,可合并淋球菌感染。实验室检查以微生物培养为主。治疗时通常根据药敏实验结果进行治疗,也可经验性选择药物治疗,如多西环素、阿奇霉素、米诺环素和红霉素等。同样,治疗过程中应注意性伴侣的同时检查治疗。

3. 梅毒

梅毒是由苍白螺旋体引起的慢性传染性疾病,可侵犯人体的所有器官,并且呈现长期的无症状性潜伏期,严重影响身心健康。梅毒的病程表现一般为:一期梅毒(无痛性硬下疳),潜伏期为 2～4 周。损害多数为 1 个,初期为一个红斑或者丘疹,后转变为硬结,迅速形成单个圆形、底平坦且无明显分泌物的溃疡,周围稍微高出皮肤表面,绕以红晕,境界清楚,不痛不痒。硬度如软骨般。这时候的病灶中含有大量的梅毒螺旋体,传染性非常强。男性多发生在包皮、龟头、阴茎和系带上。硬下疳不经治疗经过 3～8 周可自然愈合,通常不留瘢痕。二期梅毒通常发生在感染后 9～12 周或者硬下疳消退 3～4 周后。可表现为皮肤黏膜的损害,以梅毒疹、扁平湿疣、黏膜损害及梅毒性脱发为特征。二期梅毒可发生骨关节损害、眼损害(虹膜炎多见)及无症状神经梅毒。三期梅毒发生在感染后 2 年,是早期未经治疗或者治疗不彻底,机体对残余的梅毒螺旋体产生剧烈的变态反应。可表现为皮肤黏膜梅毒疹,典型表现为树胶肿和结节性皮疹。以及骨、眼、神经、心血管等部位的梅毒。实验室检查包括筛查所常用的 TRUST 试验(即甲苯胺红不加热血清试验)及确诊所用的 TPPA 试验(即梅毒螺旋体明胶凝集试验)。梅毒的治疗应早发现、早诊断、早治疗,并且治疗应规则、足量,治疗后定期随访。对传染源和性伴侣应同时治疗。青霉素 G 为首选的驱梅药物。

4. 尖锐湿疣

尖锐湿疣是人类乳头瘤病毒引起的一种表皮瘤样增生,常发生在包皮系带、包皮等外生殖器。主要表现为淡红色、灰白色或者淡褐色的柔软增生物,大小不一,单个或者多个,表面呈分叶或者棘刺状,较湿润,基底比较狭窄或者存在蒂,阴茎体部可见基底不窄的"无蒂疣"。诊断主要依据皮疹的特点及发病部位和发展情况。本病具有一定的局限性,但是治疗后容易复发,以去除局部增生的疣为主。局部药物涂抹为目前常用的方法之一,常用药物有 0.5% 鬼臼毒素酊。物理疗法包括激光疗法、光动力治疗、电烧灼、冷冻、微波或者手术切除。亦可选择局部药物注射或全身治疗。尖锐湿疣的治疗应注意彻底治疗,对性伴侣的检查和治疗及定期的复诊。

5. 生殖器疱疹

生殖器疱疹是最为常见的性传播疾病之一,由单纯疱疹病毒(HSV)感染引起的泌尿生殖器及肛周皮肤黏膜的一种慢性、复发性且较为难治的疾病。初次感染 HSV 的患者,80% 没有任何的临床症状。恢复后大多数转为潜伏感染。原发性生殖器疱疹好发于男性龟头、冠状沟、阴茎体,是多个有痒感的红丘疹,迅速变成小水疱,3~5 天后破溃伴有疼痛。原发感染后可因免疫力低下发生复发性生殖器疱疹,症状和原发的类似,但是更轻,皮疹范围较小。确诊需要接触史、典型的临床表现和实验室检查病毒包涵体这三项中的任何一项。药物治疗可选择阿昔洛韦,但是应注意 HSV 的病程存在反复发作的风险。HSV 感染者在无生育要求的性生活时都应使用安全套,在生殖器疱疹发作期应该避免发生性接触。

6. 软下疳

软下疳是由杜克雷嗜血杆菌引起的一种急性的溃疡性疾病。临床上以急性疼痛性生殖器溃疡、局部淋巴结肿大、化脓和溃疡为特点。软下疳皮损好发于男性的冠状沟、包皮、龟头和肛门。起初为有触痛的丘疹,1~2 天内发展为脓疱,继而破溃形成糜烂、溃疡。典型的溃疡呈圆形或者卵圆形,直径 2~20 nm,周围皮肤潮红,边界清楚,溃疡底部被灰色或者黄色的坏死性脓性渗出物所覆盖,刮除底部渗出物时容易出血。周围可见卫星灶。男性溃疡疼痛较为明显。诊断需结合病史、临床表现以及实验室培养出杜克雷嗜血杆菌特征性菌落。用药时应注意结合药敏实验结果,选取敏感抗生素。但是应注意本病有着局限性。治愈前避免性生活,性伴侣应进行检查和治疗。

7. 淋病性淋巴肉芽肿

淋病性淋巴肉芽肿是由沙眼衣原体引起,临床表现分为三期。生殖器初疮期常见病损是非硬结性疱疹样溃疡。好发于男性包皮、冠状沟、龟头等。可溃破成溃疡,数天后自行痊愈而不留瘢痕。出现 1~4 周后发展为第二期,腹股沟横痃期,表现为腹股沟淋巴结病。肿大的淋巴结被腹股沟韧带上下分开,质硬,疼痛并有压痛,表明皮肤呈现紫红色,1～2周后淋巴结软化破溃,排出黄色脓液并形成许多瘘管,形似喷水壶。可伴有全身症状。发病1～2年后可发展为阴茎或阴囊象皮肿,或者肛门直肠生殖器综合征。药物治疗主要采取抗生素,如多西环素、红霉素、四环素或米诺环素等。出现晚期症状可对症进行手术治疗。本病提倡早预防,早诊断,早治疗,患者应注意个人卫生,避免传染他人。

8. 艾滋病

艾滋病是由人类免疫缺陷病毒(HIV)引起的一种传染病。这种病毒将人类的免疫细胞(CD4 阳性 T 细胞)作为攻击对象,一步步破坏人类的免疫系统,最终使人类因为几乎丧失免疫功能而死于各种肿瘤和机会感染疾病。艾滋病临床表现可分为三个时期。急性期发生在病毒感染后的 2～4 周,可有发热等症状,随后进入漫长的无症状期,一般为 6～8 年。艾滋病期为感染 HIV 以后的最终阶段,这个阶段的患者因为免疫系统的破坏而出现各种各样常人罕见的感染性疾病或者肿瘤。在当前的科学技术水平下,艾滋病尚未能治愈,相关的疫苗尚处于研发阶段,但是可以通过药物的控制将体内的病毒载量控制在非常低的水平。艾滋病的预防应做到洁身自好,不嫖娼,避免高危性行为,在性生活中使用避孕套。远离毒品,不与他人共用注射器。不公用牙刷、剃须刀、刮脸刀等个人用品。但是在日常生活中也不必过度恐艾。艾滋病的传播方式为母婴传播、性传播和血液传播。和艾滋病患者握手、共用便池、吃饭并不会传染艾滋病。某些医务人员或者人民警察因为职业因素接触了艾滋病患者的血液、精液或其他体液,尚可通过药物进行紧急预防。

六、生殖器的损伤和整形

男性生殖器损伤中最常见的是阴茎损伤。阴茎是由两条背侧的阴茎海绵体和一条腹侧的尿道海绵体组成。每一条海绵体表面覆盖有一层坚韧的白膜。这三条海绵体由白膜之外的阴茎筋膜包裹在一起。而阴茎的背部则靠阴茎悬韧带将阴茎固定在骨盆下缘。

在阴茎直接受到暴力打击或者发生踢伤、骑跨伤的时候,容易发生阴茎的挫伤,此时阴茎的皮肤出现一定的肿胀,出现血肿或者皮下血肿。轻度的阴茎挫伤休息并且避免性刺激可以自愈。初期可用冷敷止血,而在出血停止后采用热敷促进瘀血的吸收。如果皮下血肿不断增大,则应立即前往医院接受外科手术干预。阴茎折断是由于阴茎在勃起状态下受到暴力折曲或者击打所致。比如粗暴性交、粗暴自慰等。

有时性交过程中采取女上位时,阴茎直接撞击到女性骨盆也可能引起阴茎折断。阴茎的折断是由于白膜和阴茎海绵体的破裂导致。受伤的瞬间可以听到折断的声音,紧接着勃起的阴茎像气球突然漏气一样迅速变软,同时伴有剧烈的疼痛。发生折断的部位迅速肿胀形成青紫色血肿,如果存在阴茎筋膜的破裂,血肿还可以沿着阴囊、会阴和大腿内侧延伸。阴茎折断一般不影响排尿,如果出现排尿问题应该警惕尿道的损伤。阴茎的折断目前不主张保守治疗。发生折断后可采取冷敷,并且迅速前往就近医院的泌尿外科急诊就诊。早期的阴茎折断修补术不仅可以修补破裂的白膜,还可以清除血肿,避免血肿的进一步扩大,有效避免感染等并发症。其余阴茎损伤包括阴茎绞窄、脱位、切割伤、咬伤和皮肤撕脱伤等,均需要立即前往医院急诊进行处理。

阴囊皮肤较为脆嫩,相对容易在外伤中受损,如运动、车祸、斗殴、切割、咬伤、烫伤等。出现阴囊损伤时,主要表现为疼痛和出血。如果是不存在伤口的闭合性损伤患者,损伤较轻时可以采用卧床休息、抬高阴囊、局部冷敷等方法。如果合并有进行性增大的血肿应及时采取外科干预。如果存在伤口的开放性损伤,应该及时清创,并且检查睾丸附睾是否受损。动物咬伤还应注意注射狂犬病疫苗。相对而言,睾丸由于受阴囊保护,且活动度较大,睾丸受伤的概率小于阴囊,但是一旦出现损伤,通常症状较为剧烈,可能伴有恶心、剧痛等,需要立即前往医院急诊进行处理。

通常而言,存在外伤损伤、先天性阴茎畸形的患者可选择阴茎再造手术、阴茎延长术和阴茎增粗手术。这些外生殖器整形手术具备一定的手术适应证,存在一定的并发症风险,选择时应慎重。阴茎再造术是一种极其复杂的整形手术,重建阴茎所需要的皮瓣通常来自身体的其他部位,且重建的阴茎感觉和勃起功能存在一定的影响,配偶仅能获得部分的性满足,患者更多情况下获得的是心理安慰。阴茎延长术通过切断负责固定阴茎的阴茎悬韧带,并利用特殊的缝合技巧对阴茎背根部的皮肤切口进行缝合,从而达到延长阴茎 3～6 cm 的目的。阴茎增粗手术通常需要取下腹部部分皮肤血管作为皮瓣,转移缝合到阴茎以达到增粗的目的。

七、避孕、节育和性

人类的性由于没有发情期,除了生育,还具备情感交流的功能,是保持身体健康和生活幸福的一种重要方式。但是性和生育存在着非常密切的关系,掌握正确的避孕方法能避免意外妊娠,对性生活一般没有负面的影响。处于育龄的夫妇如果采取了安全可靠的避孕方式,心理上可以获得较大的安全感,对夫妻之间的和谐性生活创造较为有利的条件,可以促进双方更好地享受性爱。

常见的避孕方式包括宫内节育器、屏障法、药物避孕、体外射精法和自然避孕法。宫内节育器和药物避孕的使用主体为女性,本书不做详细讨论。最常用的屏障避孕的方式即为男用避孕套避孕。避孕套的作用原理是阻止精子进入子宫,或者采用一定的化学制剂灭活精子,以达到阻止精子和卵子结合的目的。避孕套不仅可以防止意外妊娠,还因为阻止精液进入女性体内而具备一定的预防性传播疾病的功能。尽管现在避孕套的使用十分普及,但是在使用时仍然存在一定的误区而造成意外妊娠。在使用避孕套之前应确认其生产日期和保质期,确保其仍然处于使用期限之内。由于目前的避孕套越做越薄,使用时一定要当心不要划破避孕套。平时不建议将避孕套和钥匙一起放在口袋中,因为钥匙等尖锐的物品极有可能对避孕套产生一定的损伤。使用时通过避孕套卷曲的边缘判断正反。戴避孕套之前应记得排出前端贮藏精液的小囊内的空气。在完成射精后,要在阴茎仍勃起的时候取下避孕套,否则容易发生精液外漏而意外妊娠的情况。而且在摘取避孕套之后,应尽量避免再次接触女性的外阴,避免手上不慎沾到的精液进入女方体内。需要注意的是,避孕套的避孕成功率并非100%。虽然避孕套避孕的成功率不如宫内节育器和一些口服避孕药物,但是避孕套避孕的成功率高于体外射精和自然避孕法。

体外射精法是指性交时在即将射精前将阴茎从女性的阴道内移出,不让精液进入女性的阴道之中。事实上,这种避孕方法的成功率比较低。这是由于射精前可能有少量精子随着前列腺液流出,导致避孕的失败。以往人们所调侃的"我就蹭蹭不进去"的行为,也可能因为少量精子的排出而导致女方怀孕。体外射精对男性的控制能力要求较高,在性生活中容易引起双方高度的精神紧张,进一步影响快感。如果在出现性高潮时强行抑制射精,久而久之可能对男性的勃起功能和射精功能都产生一定的影响。

自然避孕法又称为"安全期"避孕法。这是因为卵子从卵巢排出后可以存活1～2天,精子进入女性生殖道可以存活3～5天,排卵前后的4～5天内性生活容易受孕,而其余的时间则不容易怀孕,因此称为安全期。通常情况下,夫妇都是通过月经周期的规律来推算。但是影响女性排卵的因素非常众多,可能因为这些因素推迟或者提前,甚至发生意外排卵,因此"安全期"避孕法也不"安全"。避孕方法的选择是一项长期的任务,应该在专业人士的指导之下进行。在选择避孕方法时,应该考虑到使用的便捷程度、效果等,选择适合自己的避孕方法。安全期避孕和体外射精法因为避孕疗效不可靠,不做推荐。

男性绝育是指通过手术结扎男性双侧输精管来达到避孕的目的。但是在选择绝育手术之前,应该要慎重考虑,因为即使通过手术复通,也可能因为体内产生抗精子抗体等因素导致生育力下降。因此,男性输精管结扎手术通常为有 2 个或者 2 个以上子女的夫妇选择。在结扎输精管后,男性精液仍然会排出精道内残余的精子,因此要在连续多次检查未发现精液中存在精子时,才可不采取避孕措施进行性生活。此时睾丸仍持续产生精子和雄激素,但是成熟的精子在附睾内被吸收,精液则由前列腺液、尿道球腺液等组成,不含有精子。男性绝育手术不会损伤男性性兴奋、勃起和射精的能力,避孕的效果安全可靠,并且手术操作简单、方便、安全。但是接受手术的人需要在思想上做好充分的准备,正确认识绝育手术,和医生及妻子探讨可能出现的问题,最大限度避免术后并发症的发生。在接受了绝育手术后,部分男性误以为自己遭受了"阉割"而出现心理障碍。事实上,绝育手术和阉割存在本质的区别。阉割是指将双侧的睾丸彻底切除,使得男性不仅无法产生精子,还无法产生雄激素,因此出现体征女性化。而接受绝育手术的男性体内仍在产生精子和雄激素,只是精子无法通过自然管道排出体外,而被身体所吸收,并不会变成太监。节育手术自身对男性内分泌功能并不会产生影响,不会影响男性的性功能。但是部分男性在手术后出现性功能障碍,应该检查是否存在引起性功能障碍的躯体疾病及心理因素。

陈　斌

第五章　男人的生殖健康

一、日渐堪忧的男性生育能力

随着辅助生殖技术的发展,越来越多的辅助生殖机构的广告映入眼帘。当下似乎越来越多的夫妇受到所谓"不孕不育"的困扰,你的身边是不是也有越来越多的夫妇选择辅助生殖技术来孕育下一代。在传统的社会观念里,人们往往认为孕育下一代是由女性负责,忽略了男性在其中的重要作用。目前的研究表明,造成已婚夫妇不孕的原因中,男性因素约占 50%。这提醒广大男同胞们,生育是夫妻双方共同的问题! 不能一味关注女性的生殖健康因素而忽略了男性生殖健康同样享有重要的地位。

当前的社会,随着经济条件不断发展,医疗水平的不断提升,人类的疾病谱已经从传染病逐渐转变为慢性疾病时代。高强度的工作节奏、较大的生活压力、不健康的饮食、不规律的作息、缺乏运动、烟草、酒精、环境污染等因素在影响着每个人的身体健康,其中男性生育能力也不能幸免。当提及男性生育能力时,最直白的指标当数精液当中精子的质量。国际上已有学者分析了 1938 到 2013 年公开的男性精液中精子浓度的数据,发现随着时间的推移,精子浓度在逐渐下降。除了一些特定的疾病外,研究者们注意到了生活方式和环境因素对男性生育能力的影响。

1. 抽烟

烟草燃烧后,包括 CO、尼古丁、焦油等有害的物质进入人体,会对健康产生一系列危害。已有诸多研究显示吸烟会对男性精液中精子的数量、活力等产生影响,更严重的是,吸烟可能会影响精子中的遗传物质(DNA)的稳定性,可能对未来胚胎的发育产生不良的影响。如果在怀孕期间抽烟,可能对体内胎儿未来的生殖健康产生影响。已有诸多研究显示,孕妇如果在孕期抽烟,其后代未来精液质量异常的风险较不抽烟者升高。烟草中含有的有害物质会提升体内氧化应激的水平,促进细胞凋亡,直接影响睾丸中的生精过程。除了烟草外,吸食大麻等毒品也会对男性生育力产生不良影响。

2. 酒精

目前对酒精是否会影响精液质量仍存在一定的争议。但是仍有研究得出结论,长期、大量摄入酒精可能会对射出精液的体积、精子浓度和形态产生不良影响,甚至有学者发现每周酒精摄入量越高,精液质量越差的结论。和烟草类似,母亲孕期摄入酒精对胎儿成年后的精液质量不利。事实上,诸多酗酒者同时存在吸烟的习惯,这无疑对生殖健康是雪上加霜。

3. 肥胖

身体质量指数(BMI)是最简单的判定是否肥胖的指标,即体重(kg)/身高的平方(m^2)。我国将 BMI≥24 界定为超重,BMI≥28 界定为肥胖。肥胖给身体带来一系列的负担。目前发现,超重和肥胖者发生无精症及少精症的风险相较体重正常者更高。肥胖者体内的内分泌容易发生紊乱,其中包括和生育相关的下丘脑-垂体-睾丸轴。再者,肥胖者体内的雌激素水平可能升高,进一步对男性生育力产生不利影响。目前较新的研究发现,由脂肪细胞分泌的各类脂肪因子可能会对男性生育力产生影响,肥胖患者体内的脂肪因子的调控发生紊乱,进一步对精子发生产生影响。不容忽视的是,大部分肥胖者为腹型肥胖,下腹部、腹股沟堆积大量脂肪,容易使阴囊内的温度升高。而精子生成的最佳温度需比体温低 1℃ 左右,更高的阴囊温度不利于精子生成。

4. 压力

目前已有诸多研究表明社会心理压力对男性精液质量产生负面影响。来自生活事件、工作、社交等诸多方面的心理压力可能会影响精子的浓度和活力。临床中也有不育夫妇的案例,来自双方父母的催逼下,很长时间都无法怀孕。在告知其短期内无法受孕,并且搬离父母生活之后,女方成功受孕。虽然怀孕受到多方面因素的影响,但是不可忽视社会心理因素在其中可能也起到重要的作用。

5. 内分泌干扰物

部分环境中的化学物质可干扰精子的发生过程,并且干扰体内生殖相关激素的水平,被称为内分泌干扰物。这包括部分不易降解的有机污染物、杀虫剂、部分药物、部分个人护理用品成分、有机金属、植物激素等,人类可能通过食物、水、吸入空气或者皮肤接触从而将这类内分泌干扰物摄入体内。有机污染物代表即为多氯联苯类物质,历史上曾经有过 3 次重大多氯联苯污染事件,包括 1967 年日本的米糠油事件、1978 年中国台湾油症事件和 1986 年加拿大多氯联苯泄漏事件。其余有报道的包括二噁英、邻苯二甲酸、全氟辛酸、双酚 A 等。

6. 其他

有关移动电话、无线网络的使用对男性生育力的影响尚无定论。从事接触放射性工作的人一般建议在备孕期间暂停接触放射性物质。目前认为,长期从事夜班工作可能会对体内的"昼夜节律"产生一定影响,进而干扰生殖激素水平,进一步影响男性生育力。高温桑拿、穿紧身裤等由于升高了阴囊内的温度,不利于精子生成。

二、精子的生成、运输和贮存

使女性成功受孕的先决条件是由男性产生的精子在女方体内与卵子成功相遇结合并形成受精卵。而精子的生成、运输和贮存主要由男性生殖系统负责。男性生殖系统由睾丸、生殖管道、附属性腺和外生殖器组成。睾丸负责生成精子并分泌雄性激素,而生殖管道包括附睾、输精管及射精管等,负责促进精子的成熟,并营养、储存和运输精子。附属性腺包括精囊、尿道球腺和前列腺。附属性腺和生殖管道分泌的液体组成精浆,精浆和精子组成精液。在达到性高潮时,精液进入尿道从外生殖器排出体外。男性在进入青春期后,有时会出现睡梦中精液排出体外的情形,称为遗精,被认为是男性性成熟的标志之一。

睾丸位于阴囊内,外观呈卵圆形,表面覆盖一层致密的结缔组织构成的白膜,其内含有上千个精子生成的场所,称作"生精小管"。生精小管内含生精细胞、支持细胞和间质细胞等。生精细胞从精原细胞开始,历经一系列的减数分裂阶段,最终形成精子。支持细胞对精子的生成起到重要作用,尤其是形成血-睾屏障,阻止特定物质进入到精子生成的微环境中,保护精子生成是在安全、稳定的环境中进行。睾丸间质细胞主要负责分泌雄激素。雄激素不但可以促进精子的生成,还可以促进男性生殖器官发育,维持第二性征和性功能。精子从原始生殖细胞到最后形成精子,需 2 个月左右的时间。睾丸内生成的精子尚不具备使卵子受精的能力,需要在附睾中进一步成熟。附睾位于睾丸的后侧,其内包含一系列迂回曲折的附睾管。精子在附睾内停留约 2 周左右的时间,并经历一系列成熟变化,才获得运动能力,达到功能上的成熟。精子离开附睾后,经由输精管运输至膀胱后侧的精囊进行贮存。前列腺外观呈栗子形状,位于膀胱下,围绕着尿道的起始段,其内包含射精管。在射精前,前列腺分泌的液体和尿道球腺分泌的液体一起经由尿道排出体外,起到润滑尿道的作用。通常而言,精子在体内生成至预备排出体外所需时间为 3 个月左右。

除了生殖系统,神经内分泌系统在精子生成的调控中起到非常重要的作用。如前所述,睾丸内精子的生成离不开雄激素。而雄激素的分泌则受到下丘脑和垂体的调控,这条调控通路被称为下丘脑-垂体-睾丸轴。下丘脑分泌促性腺激素释放激素(GnRH),作用于垂体,促进其分泌卵泡刺激素(FSH)和黄体生成素(LH)。LH 作用于睾丸间质细胞,促进雄激素的分泌,而 FSH 作用于睾丸内的支持细胞,进一步促进精子生成。可见,精子的生成、运输和贮存离不开神经系统、内分泌系统和生殖系统的共同协作及精密调控,任何一个环节出现问题均可能对男性生育力及生殖健康产生损害。

三、男性生育力检查

完整的男性生育力检查包括基础情况的询问、体格检查、实验室检查及辅助检查。首先是对性生活情况的了解。性生活频率、性欲情况、性生活时阴茎勃起情况、能否完成阴道内射精、是否使用可能影响精子活性的润滑剂等。在了解基本性生活情况后,医生会询问是否存在慢性疾病(糖尿病等)、既往疾病史(如睾丸炎病史、腮腺炎病史、阴囊外伤史)、是否使用可能影响男性生育力的药物等,职业环境中是否会接触影响生育力的化学品,工作环境是否存在放射性物质。在完整记录基础情况后,医生需要根据情况采取体格检查。观察生殖器外观是否存在畸形,生殖器发育是否良好。如果生殖器外观呈幼儿状,需进一步评判第二性征情况:阴毛、腋毛、胡须等毛发的生长情况,喉结是否凸起,是否存在男性乳腺发育等。通过对阴囊的触诊,判断睾丸是否下降到阴囊内及体积大小,睾丸内是否有结节,是否触及附睾和输精管,初步判定是否存在精索静脉曲张。进一步通过 Valsalva 动作(深吸气后屏气)判定精索静脉曲张的程度。由于睾丸的内容物主要为生精小管,因此睾丸体积是体格检查中非常重要的项目。目前认为,当男性双侧睾丸体积均小于 10 ml 时,生育力低于睾丸体积正常者。

在记录完基础情况及体格检查结果后,需要进一步借助实验室检查和超声检查评估生育力。其中最常见也是最重要的检查即为精液检查。精液检查作为男科特有的检查手段,要求被检者在采精时禁欲2~7天,即采精日距离上一次射精需满48小时,但是不超过7天,否则检查结果会出现误差。精液采集时会提供一次性无菌采集杯,被检者洗手后通过自慰的方式采集精液。需要注意的是,射精时需将所有的精液射入采集杯中,否则结果会出现误差。这是因为射精过程中精液一般分数次排出体外,刚开始射出的精液中精子浓度通常会大于后续射出的精液中精子浓度,因此完整采集标本十分重要。如果被检者无法通过自慰的方式射精,还可以选择戴不含影响精子活性物质的安全套通过性生活的方式采集精液。精液在递入实验室后首先放置于37℃保温箱中液化。通常射出的精液为凝胶状,颜色为乳白色,味腥,在体外约30分钟左右即可液化。正常精液呈轻微碱性,pH约7.2~7.8。

在精液完全液化后,显微镜下观察并计算得出各项精液常规指标。2010年WHO颁布第5版《人类精液及精子—宫颈黏液相互作用实验室检验手册》中认为,正常人一次射精的体积不应少于1.5 ml,一次射精中精子总量大于39×10^6个,精子密度大于每ml 15×10^6个,前向运动精子比例大于32%,运动精子比例大于40%,正常形态精子比例大于4%。当精子浓度低于参考值时,称为少精子症;同理,前向运动精子比例低,称为弱精子症;正常形态精子比例低,称为畸形精子症;如果连续三次精液检查标本中离心后50个高倍镜视野下未见精子,称为无精症。

除了常规的精液检查项目外,还有精浆生化指标检查。具体项目包括中性α糖苷酶、α糖苷酶、果糖、锌浓度检测。中性α糖苷酶和α糖苷酶由附睾上皮细胞分泌,催化糖类分解,可辅助判断附睾的功能。果糖是精子主要的能量来源,主要由精囊分泌。而精浆中锌和精子的功能有紧密关联,主要来源于前列腺。精浆生化检测有助于判断生殖管道梗阻的部位,并且辅助判断生殖管道和附属性腺的分泌功能,有助于后续疾病的用药及诊治。如果出现反复流产时,可能需要检测精子DNA的完整性,即精子DNA碎片率(DFI)。当精子DNA碎片率过高时,不仅男性生育力受损,而且成功受孕后发生流产等不良妊娠事件的概率随之增加。有研究显示,DFI超过一定范围时,辅助生殖技术的成功率随之下降。除了针对精液中精子的检测,还可以检测精液中是否存在微生物感染。目前常见的精液微生物检测包括支原体和衣原体检测。支原体存在较多种类,常见的包括解脲支原体、人型支原体等。衣原体常见的有沙眼衣原体等。两者均可能对男性生育力产生不良影响。

　　如之前提及,精子的生成、运输离不开神经、内分泌系统的精密调控,必要时需检测体内和生殖有关的激素水平。这部分检测通常需抽血进行。检测项目包括卵泡刺激素(FSH)、黄体生成素(LH)、睾酮(T)、泌乳素(PRL)、雌二醇(E2)。由于激素分泌具备节律性,且干扰因素较多,通常要求被检者需于清晨空腹,且检查前尽量避免大量运动及情绪激动。部分有条件的医院可进一步检测血液中抑制素 B 的浓度。抑制素 B 是由睾丸支持细胞分泌的一类激素,其浓度高低反映了睾丸功能,对于评判睾丸生精功能及无精症患者预后具备较好的参考价值。除了血液检测外,超声检查能较为客观反映生殖系统是否存在异常。由于生殖器官较为表浅,无创且不具备放射性的超声检测在生殖系统检测中具备良好的诊断价值。超声可以通过测量睾丸不同截面的径线长度计算睾丸的体积,评估睾丸内是否存在结节、肿瘤等,评估附睾大小,是否存在囊肿等。超声下可评判精索静脉曲张的程度,是否存在反流等。经直肠超声可更精确探测前列腺、精囊、输精管盆腔段及射精管的情况。

　　随着科学研究的不断进步,检测手段也在不断发展。近年来遗传学检测的不断推广和开展辅助医生寻找到更多疾病的病因。而在男性生育力检查中,当患者出现如下情形时,可选择进行遗传学检测:1. 严重的少精子症,精子浓度低于每 ml 5×10^6 个;2. 无精症患者;3. 生长发育异常者;4. 疑似遗传病患者。检测项目通常包括染色体核型、无精症因子缺失检测及基因检测。正常男性的染色体核型为 46,XY。其中 X 染色体和 Y 染色体称为性染色体。人类的 Y 染色体存在调控性别分化、精子生成等关键基因。当染色体数量或者结构发生异常时,精子生成容易发生异常。常见的染色体数量异常引起男性不育的疾病有克氏综合征。无精症因子定位在 Y 染色体上,分为 a 区、b 区、c 区和 d 区,调控着生精过程中的不同阶段。当发生 AZF 的 a 区或者 b 区缺失时,会表现出非常严重的生精障碍,患者的生精细胞停留在特定的阶段即停止分裂,无法产生精子。而发生 c 区和 d 区缺失时,患者可表现为无精症或者少精症,可能存在部分生精功能。基因检测目前作为一种辅助诊断的手段,可帮助医生进一步寻找某些生育力低下或缺失的病因,是近年较新的诊断技术。通过基因检测,可以评估是否存在影响男性生育力的基因突变,部分基因突变有望通过遗传咨询、三代辅助生殖技术等规避遗传风险。

　　总而言之,男性生育力检查是一个多方面的评估过程,涉及的项目较多。当夫妻双方未避孕规律性生活超过一年,女方仍然未受孕者,或者反复流产者,均建议前往正规医院的男性科就诊检查。部分男性朋友也会选择在开始备孕前进行生育力评估,及早发现影响生育力的疾病并治疗,提高备孕成功率。

四、影响男性生育力的疾病

1. 内分泌因素

（1）垂体疾病：垂体手术、脑梗、垂体肿瘤、垂体的感染性疾病都可能对垂体分泌激素的功能产生影响。如果青春期前出现垂体疾病，这些患者往往表现出生长发育迟缓、青春期延迟、肾上腺和甲状腺功能缺陷，在进行生育力检测前往往已经确诊。成年男性如果出现不育症、勃起功能障碍、视野受损和严重的头痛时，需警惕垂体肿瘤。

（2）低促性腺激素性性腺功能低下（HH）：垂体功能正常也可能出现促性腺激素的缺乏，如卡尔曼（Kallman）综合征。这部分患者最常见的病因是 X 染色体上的 KAL1 基因出现突变，导致下丘脑中分泌促性腺激素释放激素（GnRH）的神经元功能受损，无法促进垂体分泌促性腺激素。这部分患者往往存在嗅觉部分或者完全丧失。青春期发育迟缓是这类患者就诊的主要原因，患者的睾丸体积通常较小，可能合并隐睾、男性乳房发育、小阴茎的症状，部分患者可能出现其他的先天性异常，如颌面骨畸形、兔唇、色盲等。HH 症的患者睾丸往往不存在器质性病变，其生精细胞尚存在分裂产生精子的潜能。如盲目使用外源性补充雄激素治疗，可能进一步抑制睾丸自身的雄激素的生成，不利于精子生成。

（3）其他：单纯性 LH 缺乏症（可育宦官综合征）、单纯性 FSH 缺乏症、Prader-Labhart-Willi 综合征（肌张力低下-智力减低-性发育低下-肥胖综合征）、Laurence-Moont-Biedl 综合征（性幼稚-色毒性视网膜炎-多指或/和趾畸形综合征）等。不育通常只是这些综合征的其中一个表现，患者经常因为其他异常就诊。外源性补充类固醇激素存在抑制垂体分泌促性腺激素，进一步抑制生精功能的风险。无论是外源性补充的雌激素，或者是肥胖、肿瘤引起的内源性雌激素升高，均可能抑制垂体功能，进一步出现勃起功能障碍、男性乳房发育等。此外，高泌乳素血症、甲状腺功能异常、糖皮质激素增多症均可能对男性生殖健康产生不利影响。

2. 染色体异常

（1）Klinefelter 综合征：简称克氏综合征，即染色体核型检查发现多于 1 条的 X 染色体，典型核型表现为 47，XXY。发病率大概在 1/600。患者一般体形较高，下肢细长，皮肤细白，阴毛、腋毛、胡须等体毛较稀少。典型临床特征有小睾丸、男性乳房发育及血清中促性腺激素的升高。成年男性可表现出性欲低下及勃起功能障碍。智力发育正常或者偏低。克氏综合征的患者可表现为无精症,但是部分患者在睾丸活检时仍然可以发现支持细胞和精子的存在,因此克氏综合征患者存在治疗后生育后代的可能性。

(2) XX男性综合征:即染色体核型为46,XX,但是生物学表型为男性的一种遗传疾病。目前认为可能因为Y染色体上部分决定男性性征的基因易位到X染色体上。临床特征和克氏综合征较类似,但是患者身材通常正常或者矮小,智力方面无缺陷,发生尿道下裂的比例较高。该部分患者丢失了较多Y染色体上特异的基因,睾丸几乎不具备生精功能。

(3) XYY综合征:染色体核型为47,XYY,俗称"超雄体综合征"。该类患者身材高大,攻击行为和犯罪倾向较高,精液检查可表现为无精症或者严重少精子症。少数患者具备生育能力。

(4) Y染色体微缺失:缺失的部位位于Y染色体长臂,又称无精症因子(AZF)缺失。AZF的a区和b区的缺失表现为严重的生精阻滞,睾丸中生精细胞分裂停滞,无法获得具备使卵细胞受孕的精子。而c区的缺失可表现为无精症或者少精子症,仍有望通过治疗获得后代。

3. 睾丸下降不全

又称隐睾症。胚胎发育过程中,睾丸原本位于腹腔之中,随后睾丸通过腹股沟管下降到双侧阴囊中。有3%～4%的足月男性婴儿出现睾丸下降不全。1岁以内的睾丸仍存在自行下降的可能,若1岁后睾丸仍未下降,则需进一步通过注射人绒毛膜促性腺激素(HCG)促进睾丸下降。2岁时的隐睾则需要接受睾丸固定术将睾丸拉入阴囊中,如果难以进行睾丸固定术并且对侧睾丸正常,可酌情考虑切除未下降的睾丸。隐睾由于接近体温,不利于精子生成,发生不育症的比例较高,特别是双侧隐睾者。除了不育,隐睾最严重的后果是发生恶变,存在癌变的风险,特别是位于腹腔内的隐睾。如果是成年后发现的腹腔型隐睾,需要尽早手术切除。

4. 精索静脉曲张

睾丸中生成的精子之后,需要通过输精管运输至精囊中进一步成熟并存储,精索静脉就是包绕在输精管周围长得像藤蔓的静脉丛。精索静脉曲张则指的是这一包绕在输精管周围的静脉丛的直径增加,造成血液淤积,局部温度升高,可能影响睾丸功能并引起精液质量的异常。一般将精索静脉曲张分成两种类型：① 原发型：多见于青壮年，由于胚胎发育和解剖结构的因素，原发型精索静脉曲张常见于左侧。② 继发型：继发于其他疾病引起的精索静脉回流障碍，如肾脏肿瘤压迫等，较为少见。据统计，有 15％ 的青春期男性会罹患原发性精索静脉曲张，但是大多数患者均无特殊的临床症状。少部分患者可能会感到阴囊隐隐作痛，在躺下后会有所缓解。只有达到一定严重程度的精索静脉曲张患者能摸到阴囊上部有一曲张的静脉团块。亚临床型和Ⅰ度的精索静脉曲张是无法被摸到的。有时在做检查时，医生会让你吸一口气憋住然后再做体检，这是为了增大腹压，使得精索静脉里面的血液不容易回到腹腔内，此时若能触及，则严重程度达到Ⅰ度及以上。若不憋气也能摸到曲张的静脉团，严重程度达到Ⅱ度，如果不用摸，肉眼就能看到明显增多的弯曲静脉丛，就达到Ⅲ度。通过 B 超检查可以进一步确定曲张静脉的直径及反流时间。

5. 睾丸炎及附属性腺或生殖道感染

（1）睾丸炎：睾丸炎的主要症状表现为睾丸的"红""肿""热""痛"。即阴囊皮肤发红，睾丸肿胀，皮温升高以及触痛。睾丸炎感染的病原体主要是流行性腮腺炎病毒。这是因为病毒通过尿液排出，可能经过输精管逆向进入睾丸。而细菌引起的睾丸炎症较少，大多由于附睾感染蔓延至睾丸内。青春期时患腮腺炎的患者中有 20％ 并发睾丸炎，而青春期后腮腺炎患者有 30％ 并发睾丸炎。因此在患腮腺炎时，需格外警惕睾丸炎的发生，特别是双侧睾丸炎。部分睾丸炎患者在治愈后出现永久性的睾丸萎缩，对日后的生育能力产生影响。

（2）附属性腺或生殖道感染：具体包括附睾炎和精囊炎等。附睾炎患者可表现为附睾局部肿大伴压痛。由于附睾是精子成熟的主要场所，附睾炎症可能会对精液质量产生不利影响，且附睾炎症迁延不愈后如果形成局部淤积，可能导致梗阻，引起无精症或者少精子症。精囊炎患者可表现为反复的血精，部分患者可能表现为下腹部或者会阴不适。附属性腺或生殖道感染可能会影响其分泌功能，局部免疫环境的改变可能对精子功能产生影响。

6. 精子功能障碍

（1）免疫性不育：由于血-睾屏障的存在，精子在生成过程中一直处于一种"免疫豁免"状态。因此精子对于人体而言属于一种抗原，由于某些疾病因素暴露于人体的内环境中会被认为是一种"异己"成员，免疫系统会产生抗精子抗体。精子在进入女方体内,也有可能引起女性体内的免疫反应并产生抗精子抗体。抗精子抗体可以使精子凝集并且制动,阻止精子通过宫颈黏液,提高巨噬细胞对精子的吞噬作用,并且可能干扰精子在女性体内的获能和受精。目前认为有5%左右的不育病例是由各种各样的免疫因素引起。目前对免疫性不育的发生原因尚不明确,可能与生殖系统炎症破坏血-睾屏障等有关,极少数情况下存在自身免疫性疾病,如过敏性睾丸炎等。部分输精管结扎的患者再通后也可能因为出现抗精子抗体而表现为不育。

(2) 精子超微结构异常。这类患者可能存在比较严重的精子形态异常和活力异常,如圆头精子症、精子多发鞭毛形态异常、原发性纤毛不动综合征等。精子的运动依赖于其尾部精细的动力蛋白结构,这些蛋白的合成受到特定基因的编码。如果发生基因突变,可能造成精子结构的畸形和前向运动能力的丧失,如DNAH家族基因等。圆头精子症则是顶体的缺失造成精子丧失穿过卵细胞周围透明带的能力,这种类型的精子往往不具备受孕能力。

7. 其他

(1) 先天性输精管缺如(CAVD):该病发病原因可能与囊性纤维化跨膜转运调节物(CFTR)基因突变有关,具备一定的遗传性。罹患该病的患者可变现为一侧或者双侧附睾尾部缺如、输精管闭锁或者缺如,可能合并精囊发育不良。由于附睾中的精子需通过输精管经由腹股沟管穿过腹壁进入盆腔,最终开口于精囊,因此先天性双侧输精管缺如是男性梗阻性无精症的一个重要原因,精子因为无法排出体外而在睾丸、附睾内堆积,依靠自身进行清除。目前先天性双侧输精管缺如的治疗依赖于穿刺取精后进行辅助生殖技术。

(2) 药物:大部分化疗药物都会对精子生成过程产生不良影响,化疗药物使用种类、剂量、接受化疗的年龄都可能影响化疗药物的生殖毒性大小。其余治疗药物如螺内酯、呋喃类、大剂量阿司匹林、糖皮质激素、柳氮磺胺吡啶等,均有报道认为可能降低男性生育能力。因此备孕中的人群在服用药物前,应仔细阅读说明书,必要时咨询相关专科医生。

(3) 正如本章第一节所提及,不良的生活习惯、吸烟、酒精、放射线、毒品、工业污染物等均可能影响男性生育能力。在机体存在严重的系统性慢性疾病时,生殖系统机能容易受到抑制。如肝硬化、慢性肾脏病等。

五、男性不育症的防治

根据之前所述内容可知,男性不育症存在复杂的病因和表现,即便如此,仍有部分不育患者寻找病因未果,称为"特发性不育症"。而少精症、弱精症、畸形精子症和无精症是通过精液检查结果描述的症型,并不能真实反映睾丸、附睾等生殖系统的病理原因。虽然名为不育症,大部分患者并非"绝对不育"。少弱精症患者夫妇每个月有1%~3%的自然受孕概率,即使丈夫精子很少,同样有受孕的机会,因此夫妻双方共同积极地寻找病因和对因、对症治疗非常重要。如果男女双方同时存在影响生育的疾病,能否最终受孕取决于双方治疗后生育力的提升效果。大部分的患者,如明确存在影响生育力的疾病,优先进行病因治疗,对无法明确病因者,采取经验性治疗,治疗周期至少需要3~6个月,这是因为精子的生成周期需3个月左右的时间,治疗至少需要覆盖观察1~2个生精周期。

1. 一般治疗

如果存在勃起功能障碍或者不射精病,应同时治疗性功能相关疾病。需要注意的是,排卵期同房可增加受孕概率。排卵期的计算方法多种多样,包括推算法、基础体温法、B超监测法、试纸法等。生活上应保持良好的作息,不熬夜,规律性生活或以其他方式排出精液,戒烟戒酒,进行合适的运动。如果存在肥胖则应控制体重。饮食应注意均衡,避免摄入过于油腻的食物。避免接触影响生育力的化学品和放射性物质。调节工作压力,保持良好轻松的心情。避免高温环境,平时穿宽松的裤子。

2. 经验性药物治疗

(1)抗雌激素治疗:特发性少精症患者的治疗中常用枸橼酸氯米芬和他莫昔芬。两者都属于抗雌激素类药物,能有效降低血液中雌激素浓度,抑制雌激素对垂体的负反馈调节作用,进一步提高FSH、LH和睾酮浓度,促进精子发生。抗雌激素治疗特发性不育价格较为低廉,口服制剂的安全性相对较好,但是其作用疗效仍需要进一步研究。

(2)混合治疗:各种类型的维生素、营养补充剂和抗炎制剂已经被用于男性不育症的经验性治疗。其中包括维生素A、E、C、叶酸、辅酶Q10、左卡尼丁等,这些药物的治疗理念基于抗氧化作用。诸多研究表明男性体内活性氧(ROS)的增多可能与男性不育的各种病因及精子遗传物质的不稳定相关,服用该类药物可改善局部氧化应激水平,可能对精液质量的改善有一定的帮助。

（3）不提倡使用雄激素治疗：已有大量研究显示,无论是大剂量还是小剂量外源性补充的睾酮均会抑制垂体分泌促性腺激素,抑制睾丸内源性雄激素的生成,其对精子生成没有帮助作用,甚至会产生类似"避孕"的作用,因此不提倡在男性不育患者中使用外源性雄激素治疗。

3. 感染性疾病防治

平素应注意洁身自好,避免不洁性行为。平时注意保持个人卫生,勤洗内衣物,经常阳光下暴晒杀菌,床上用品定期清洗、晾晒。如果明确存在病原体感染,则采取相应的药物治疗。一些常用抗生素对精子生成可能有影响,一般抗生素治疗期间不建议性生活。如果发现一方存在支原体或者衣原体感染,治疗期间应避免性生活,防止交叉感染,双方同时进行检测治疗,双方均治愈后再考虑恢复性生活。

4. 抗精子抗体的治疗

目前为止,针对抗精子抗体的治疗存在争论。如存在生殖道感染,可先试用抗生素等治疗感染性疾病。也有学者尝试使用类固醇激素抑制免疫反应,但是效果尚不明确。也可选取精子洗涤处理后进行宫腔内授精。但是不同治疗方法的确切疗效尚存在争议。

5. 精索静脉曲张的治疗

精索静脉曲张的根治方法只有通过手术切除。手术的指征为存在临床症状或者对男性生育能力产生一定的影响。但是手术不一定能完全切除所有的曲张静脉,术后存在一定的复发率。对于部分无生育要求但是存在局部阴囊不适的患者,手术治疗后可能仍存在相应症状。因为除了精索静脉曲张,慢性前列腺炎等其他疾病也可表现出类似的症状。对于选择保守治疗的患者,应杜绝久站久坐,并且避免直立性增加腹压的运动。精索静脉曲张患者推荐的运动方式为游泳。部分患者可选择使用阴囊托达到抬高阴囊、促进静脉血液回流的目的。阴囊托使用时应注意及时冷藏,以起到降温的作用。每次穿戴时间不宜太久,以免局部温度升高。缓解局部症状的药物可选择迈之灵、地奥司明等促进局部血液循环。

6. 低促性腺激素性性腺功能低下的治疗

本病的治疗目前可选择人绒毛膜促性腺激素（HCG）及人绝经期促性腺激素（HMG）注射，模拟体内促性腺激素促进睾丸间质细胞合成雄激素，进一步促进第二性征的出现及生精过程。部分有条件的医院和患者可选择 GnRH 泵治疗，模拟体内下丘脑 GnRH 脉冲性释放节律，促进垂体分泌促性腺激素，但是此种疗法较为昂贵。HCG 和 HMG 治疗一般无明显副作用，可能出现乳头触痛或者男性乳房发育。治疗后可明显提升性欲并且提升性功能。已有研究发现，HH 无精症患者在联合注射促性腺激素治疗后可产生精子，使妻子自然妊娠分娩。

7. 无精症的治疗

在精液检查未发现精子时，首先应进行精液标本的离心，如果离心后发现精子，则按照少精子症检查治疗流程处理。如果连续 3 次精液标本离心后未发现精子，则应进一步结合双侧输精管情况、睾丸体积大小以及性激素情况判定可能的原因。无精症最经典的分类按照是否存在输精管道的堵塞分为梗阻性无精症（OA）和非梗阻性无精症（NOA）。梗阻性无精症一个常见的原因为先天性双侧输精管缺如（CBAVD）。仔细的生殖系统体格检查和超声检查可以发现双侧输精管的缺如，一小部分人群伴有精囊或者射精管的发育异常。绝大多数患者生精功能正常，在结合性激素和睾丸体积大小综合评估后，可考虑采取睾丸穿刺或者活检以备辅助生殖技术获得下一代。当患者出现睾丸体积减小，说明可能存在原发性的睾丸功能衰竭，可进一步进行遗传学检测明确病因。当患者的睾丸体积正常，双侧输精管等未发现梗阻或缺如，性激素正常，此时往往需要结合睾丸活检明确是否为 NOA。睾丸活检常见的病理诊断结果包括正常睾丸组织、生精功能低下、精子成熟障碍、唯支持细胞综合征等。完全性精子成熟障碍和唯支持细胞综合征的患者表现为 NOA。无精症患者如睾丸活检显示为前两种类型或者部分精子成熟障碍，提示存在梗阻。OA 患者尚可根据梗阻的部位进行相应的手术治疗，包括输精管吻合术和输精管附睾吻合术等或者选择精子回收术获得精子供辅助生殖技术使用。射精管梗阻的患者尚可选择经尿道切除射精管或者经尿道球囊扩张术解除梗阻。常见的精子回收方式包括附睾穿刺回收精子、睾丸穿刺回收精子、睾丸活检回收精子等。NOA 患者可选择经验性药物治疗、供者精子人工授精或者领养。总的来说，发现无精症后，并非一定绝后。有梗阻可以再通，没有精子可以找精子。无精症的诊断和治疗是一个循序渐进的过程。

8. 辅助生殖技术

辅助生殖技术已经越来越多在不育夫妇中应用。包括宫腔内受精（IUI）、体外受精（IVF）、精子卵细胞浆内注射（ICSI）、胚胎植入前遗传学诊断或筛查（PGD/PGS）等技术。辅助生殖技术适用于严重少弱精症患者、经验性治疗无效者、梗阻性无精症患者。辅助生殖技术的花费相对昂贵，对于IVF、ICSI、PGD等技术而言，需对女方进行促排卵处理，可能会引起一定的并发症。作为一项技术，其成功率不超过50%，并且依据操作的医生经验等可能有所不同。宫腔内受精技术将处理过的精子直接注入子宫内，寄希望于绕开宫颈黏液，增加子宫内精子的浓度，提高受孕概率。而IVF技术则在体外将获得的精子和卵细胞混合，获得受精卵后再移植入子宫内。ICSI技术则选取单个精子注射入卵细胞内，为精子数量极少或者存在精子受精功能缺陷的不育患者带来希望。PGD则是获得体外受精卵分裂初期的细胞进行遗传学检测，弃去存在染色体或者特定基因异常的胚胎，选择无遗传学异常的胚胎植入子宫内，以达到定向避免遗传病的作用。需要注意的是，辅助生殖技术中所使用的精子都需要预先的处理，因此不可避免地会对精子产生一定的损伤。目前尚未有足够的研究证明辅助生殖技术获得的后代先天畸形发生率是否和自然妊娠相同。这些后代是否会同样发生不育症不得而知。

当前的技术，不育症患者有如下3种选择：治疗后改善生育力、应用配偶精子辅助生殖、应用供者精子人工授精或者领养。通常情况下，提倡尽量改善不育男性的生育能力，尽可能使夫妇通过性交自然妊娠。

陈　斌

第六章 男科常见疾病及防治

多数男人都认为自己非常健康,实际上,男人离疾病其实并不远。生活中男性经常会遇到很多男科疾病,而且这些男科疾病不仅会影响患者本身,还可能会影响伴侣。同时,当下男性出现不舒服或者疾病时,常常会忽视,甚至默默忍受。健康的身体是男性为家庭的遮风挡雨的根本,关注男性健康,关爱"支柱"的健康。只有身体健康,才能全家幸福。男性许多常见病多发病,在发病前都是有迹可循的。仔细地观察和及时正确地处理,能帮助男性预防多种疾病,或者在疾病早期得以有效治疗。本章节就一些危害男性健康的常见病多发病进行介绍。

一、包皮过长与包茎

1. 什么是包皮?什么是包皮过长?什么是包茎

包皮是指覆盖在男性阴茎及尿道口褶或双层的皮肤。婴幼儿的包皮较长,开口较小,它在阴茎头外面,能保护嫩弱的龟头。随着年龄的增长,包皮逐渐向阴茎头后退缩。到了青春发育期,包皮随着生殖器的发育而自然翻上去,使整个阴茎龟头全部露出来。到了青春发育阶段,若包皮仍然把阴茎龟头全部包住,如果尚能上翻,露出尿道口和阴茎头,称为包皮过长。如果部分人包皮的开口太小,根本无法上翻,便称为"包茎"。

据有关数据统计,我国 7 至 22 岁男性包皮过长者达到了 70％左右,包茎者达到了 10％左右,可见包皮过长的发病率很高。包皮过长和包茎是男性常见的病症,很容易被忽视。如果存在包皮过长和包茎的毛病,且平时不注意卫生,会引发一系列的疾病,甚至对性生活和女伴也会产生不良影响。

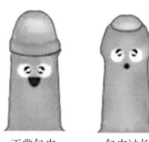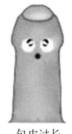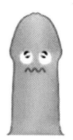

正常包皮　　　　包皮过长　　　　包茎

图 6.1　包皮图示

一般分为三种状态：正常、包皮过长、包茎。

包茎：包皮长且包皮口狭小，阴茎勃起时或手动将包皮下翻时，龟头和尿道口无法露出。

包皮过长：包皮过长覆盖在龟头上，但在阴茎勃起或手动下翻包皮时，龟头和尿道口能够露出来。

2. 包皮过长和包茎有何危害

包皮过长或包茎看似小问题，很多人不以为意，但是对孩子成长的身心健康、对伴侣的身体健康不经意间造成一定影响。譬如影响阴茎发育、伴侣泌尿生殖系统感染等问题。具体大致分为以下几种：

（1）引起各种炎症：包皮过长，虽不会影响排尿，但包皮里却能藏污纳垢，久而之聚集形成一种奇臭的包皮垢。包皮垢长期刺激阴茎头，特别是冠状沟部，易引起包皮炎和阴茎炎。反复炎症可导致包皮阴茎头粘连。

（2）造成嵌顿性包茎：有时阴茎勃起时，包皮翻上后不能翻下，包皮口卡住龟头，形成嵌顿性包茎。此时龟头会因血流不畅而发生水肿，如不及时解除甚至可能发生龟头坏死。

（3）影响女性健康：由于包皮垢内藏大量细菌，性交时可侵入女方阴道内而引起感染。包皮垢的长期刺激可能是导致女方患宫颈癌的危险因素之一。

（4）易影响性生活：反复的包皮炎症，易导致龟头与包皮粘连，使阴茎勃起受到限制，进而引起性交疼痛，这不仅会造成夫妻间性生活的不和谐，还可导致心因性性功能障碍。

（5）易引发阴茎癌。

3. 成人包皮过长和包茎如何处理

针对包皮过长,首先要充分认识到它的危害。包皮过长的危害在于它容易令污垢和细菌积聚,而积聚的污垢和细菌又很容易导致包皮龟头炎。

针对它的影响而言,其实包皮过长并不是必须要做手术,假如能够注意龟头和阴茎卫生,每天清洗包皮以及龟头、冠状沟等部位,也能有效预防包皮龟头炎。这就是为什么医生经常跟包皮过长患者说包皮手术"可做可不做"。

有部分包皮过长合并早泄患者在做完包皮手术后性生活时间有不同程度的延长,但是也有不少变化不大,甚至部分人会缩短。目前一般认为,不应当仅仅因为早泄而做包皮手术。

包茎患者由于龟头被包皮卡住无法露出,从而严重影响排尿及性交,并且由于包皮无法上翻,无法有效清理污垢及细菌,因此极大提高了炎症以及肿瘤的发生概率。因此,建议成年包茎患者行包皮切除术。

4. 小孩子包皮过长和包茎如何处理

男孩子出生后,包皮是紧紧包着龟头的,除了包皮口狭小外,包皮和龟头之间还会有粘连。一般来说,在小孩3~4岁以前存在上述情况都是正常的,我们称之为"生理性包茎"。如果小孩再稍微长大一点仍存在上述情况的话,家长们可能就要注意一下了。

家长们在帮孩子洗澡时应当注意翻开包皮清理龟头,否则里面的污垢长时间刺激导致最终包皮发生炎性粘连。这种情况如果不及时处理,最后可能导致包皮和龟头"长"在一起,那样治疗起来就比较麻烦了。因此家长平时为孩子洗澡时应树立翻开包皮清洗的意识,如果发现了粘连,也请尽快就医,切勿不当一回事。

如果您发现您的小孩经常出现:(1)排尿不畅,包茎口径非常小,排尿时包茎口呈球状;(2)包皮与龟头粘连,包皮不能上翻;(3)因发痒常玩弄外生殖器;(4)尿道口经常有炎症,引起尿频等;(5)在小孩阴茎周围看见白色小疙瘩,或摸到小包块的包皮垢。请及时带他前去医院就诊。

总的来说,小孩子包皮切除可以一定程度解决上述的问题。但至于是否应该手术,还需要考虑多方因素。因此,小孩如果存在包皮过长或包茎问题的话,家长最好还是及时带之前往医院就诊,咨询专业医师的意见。

5. 包皮手术怎么做

包皮环切术的种类不少,大概归纳为传统开放式、吻合器式和缝合器式,其他还包括激光等不同器械方式。由于手术器械和技术的不断改进与创新,该项手术的安全系数愈发提高,广大群众对该手术的要求也愈发苛刻:手术时间是否最短? 手术出血是否最少? 术中疼痛感是否最低? 术后恢复是否最快? 美观及效果是否最令人满意? ……不管何种术式,皆有它各自的优缺点。术中术后所带来的并发症及不适,会让广大男性患者有所顾虑,并可能由此引发焦虑心情,对该手术表示不满意。每位患者的情况千差万别,应当咨询专业医师的意见,根据实际情况选择相应手术方式。不管何种术式,最适合你的才是最好的。

二、前列腺相关疾病

前列腺是男性的专属器官,主要功能是分泌前列腺液,并参与控制排尿和射精。然而,前列腺在为男性朋友"服务"的同时亦为他们带来不少烦恼。现实生活中,前列腺疾病成了困扰男性人群最突出的疾病之一。前列腺疾病主要包括前列腺炎、良性前列腺增生和前列腺癌。前列腺疾病与年龄密切相关,年轻时,前列腺炎比较多见,中老年后,良性前列腺增生和前列腺癌比较多见。

1. 前列腺炎

(1) 前列腺炎是什么?

前列腺炎是男科的常见病和多发病,也是男性特有的疾病,据统计近50%的男性在其一生中的某个时段会受到前列腺炎的困扰。前列腺炎主要是由特异性和非特异感染所致而引发的局部或全身症状,患者以青壮年为主。目前认为,"前列腺炎"不是一种病,前列腺炎以不同形式或综合征发生,这些综合征有其独立的原因、临床表现和结果。

(2) 前列腺炎的病因?

① 感染因素:肠球菌可引起慢性前列腺炎,其他革兰阳性菌如葡萄球菌属、链球菌、细球菌等对前列腺炎亦有一定的致病作用。

② 化学因素:非细菌性前列腺炎的原因和致病原目前尚不清楚,可能是尿液反流入前列腺刺激机体引起炎症。

③ 免疫因素:目前研究发现在前列腺炎的发病过程中,细菌产物提供了最初的

抗原刺激,引起随后的免疫反应过程。

④ 其他相关因素:过去泌尿系统感染史、紧张程度、精神因素、过敏性和性生活等等,都是引起前列腺炎的潜在因素。

(3) 前列腺炎的分类和症状

按照国际上通用的前列腺炎分类法,目前分为四种:急性细菌性前列腺炎、慢性细菌性前列腺炎、慢性前列腺炎/慢性盆腔疼痛综合征(CP/CPPS)和无症状感染性前列腺炎。

① Ⅰ型:急性细菌性前列腺炎。主要由病原体感染引起,发病突然,有寒战和高热,尿频、尿急、尿痛,可发生排尿困难或急性尿潴留。前列腺液检查有大量的白细胞、脓细胞,细菌培养可以发现有细菌。

② Ⅱ型:慢性细菌性前列腺炎。主要由病原体感染引起,有尿频、尿急、尿痛,排尿时尿道不适或灼热,排尿后和便后常有白色分泌物自尿道口流出,有时可有血精,会阴部疼痛。病程长,易反复发作,前列腺液检查异常,细菌培养可以发现有细菌。

③ Ⅲ型:慢性非细菌性前列腺炎(慢性盆腔疼痛综合征)。这类最为常见,主要以小腹、会阴、肛周、大腿内侧等部位疼痛,及尿频、尿急、尿痛、尿道口"滴白"等排尿不适症状为主;部分可伴焦虑、抑郁等神经症状;少数患者同时可有早泄、阳痿、不育等表现。病程长,易反复发作,前列腺液检查异常,细菌培养却没有细菌。进一步分为ⅢA型——炎症性的慢性盆腔疼痛综合征和ⅢB型——非炎症性的慢性盆腔疼痛综合征或前列腺痛。

④ Ⅳ型:无症状的慢性前列腺炎。患者无明显自觉症状,往往在体检时才发现,前列腺液检查正常,细菌培养正常。

对于这四种前列腺炎,目前较普遍的看法是:急性细菌性前列腺炎必须治疗,无症状的慢性前列腺炎无须治疗,至于慢性细菌性前列腺炎和慢性非细菌性前列腺炎,治疗与否依患者情况而定。

(4) 得了"前列腺炎"怎么办?——前列腺炎的认识误区

很多所谓"前列腺炎"患者存在以下现象:在所谓"专业男科医院"确诊;久治不愈,反复就诊;很多人因为看了新闻和网上的有关宣传,或者是听"别人说"以及自己"百度"后对号入座,自认为有病,结果深陷烦恼。通过询问病症和化验检查,发现这些人大多数病情并没有其最初获悉的那么严重。

目前关于前列腺炎的舆论宣传把这一常见疾病的危害用很不专业的解释过分夸大,严重误导了读者和患者。在众多前来就诊的患者的意识中,认为前列腺炎猛于虎。它不仅可引起局部不适和症状,例如阴囊潮湿、尿急、尿频、会阴不适、睾丸疼痛等,更重要的是,还可引起全身症状,例如疲乏无力、失眠多梦、腰膝酸软/痛、注意力不集中等,甚至引起尿毒症、肿瘤等恶性疾病。尤其是被片面宣传的前列腺炎的难治性,以及久治不愈会影响性功能和导致不育,更令患者忧心忡忡、异常恐慌。

(5)男人的"感冒"——正确认识前列腺炎

前列腺炎其实就是男人特有的一种"感冒",其与感冒有很多相似之处:

第一,从发病诱因来说,前列腺炎和感冒都与生活方式有关,比如着凉、劳累、饮酒后容易感冒。前列腺炎也是这样,经常加班、熬夜、喝水少、久坐(对前列腺局部的压迫)、吃辣、喝酒,容易出现前列腺炎。所以两者发病诱因与生活方式密切相关。

第二,前列腺炎和感冒都是非常常见的疾病,感冒的发病率和复发率高,人尽皆知,男女老少都发生过,前列腺炎在男人中也非常常见,有50%的男性在一生中发生过前列腺炎。

第三,前列腺炎和感冒,都是靠症状来诊断的,嗓子痛了,咳嗽了,吐痰了,发烧了,全身肌肉酸痛,有这些症状,就是感冒了。出现尿频、尿急,或有小腹隐痛等其他症状,不用看前列腺液化验单就可以诊断为前列腺炎,所以两者都主要靠症状进行诊断。

第四,前列腺炎和感冒如果病情轻的话,都可以不用治疗,通过调整生活方式就可以自愈。有些轻度前列腺炎,天冷的时候小腹疼,多喝水并休息一段时间,不适症状就消失了。

第五,前列腺炎和感冒的治疗方法也非常相似,感冒药是对症治疗,发烧了用退烧的,疼痛了用止痛药,咳嗽了用止咳药,感染了用抗生素。前列腺炎也是这样,前列腺炎很多都是采取综合治疗,排尿困难的用α阻滞剂,感染了用抗生素,性功能出现问题了,用上改善性功能的药,这是从治疗上两者的相似之处。

第六,前列腺炎和感冒的预后都比较好,感冒除非是特殊情况合并了其他严重的疾病,比如说一个年龄很大的老人,开始是感冒,后来又合并了重度的肺部感染了,才可能是致命的,但是绝大多数的感冒预后都很好。

前列腺炎也是如此。前列腺炎引起肿瘤和肾衰属于过度宣传,它对生育的影响也值得商榷。尽管研究发现,慢性前列腺炎可通过多种途径影响男性生育力,临床观察男性不育患者中慢性前列腺炎的发生率也确实较高,但男性不育症的病因十分复杂,绝对不仅仅是由慢性前列腺炎这一种疾病所引起,而且在临床实践中也发现,慢性前列腺炎在男性不育症中的作用并不十分重要,必要时还应该从其他病因方面综合考虑。

第七，无论是感冒还是前列腺炎，都是重在预防。如果穿得厚一点，注意保暖，别熬夜，别吃辣椒，别着凉，让身体保持在比较好的状态，机体免疫力强了，两者都可以预防。

2. 前列腺增生

（1）上了年纪，排尿不通畅正常吗？

排尿不通畅的原因有很多。排尿活动是在神经系统调节下完成的，当膀胱内尿液达到一定容量，人就会产生"尿意"，如果周围环境适合（比如有卫生间），大脑这个"司令部"就会发出指令，膀胱逼尿肌收缩，尿道内括约肌松弛，尿液经尿道排出体外。整个过程是非常复杂的，尿路就好比"水管"，水要顺利通过，既要保证水管是通畅的，还要有强力的"水泵"，也就是膀胱能够产生足够的压力，同时"电路"（神经系统）也必须是通畅的。任何环节出现问题，都会导致排尿不通畅。

在任何年龄段，排尿不通畅都是不正常的。老年男性排尿不通畅最常见的原因是良性前列腺增生，应及时到医院就诊，详细检查，并排除其他疾病，尤其应排除前列腺癌的可能。

（2）什么是前列腺增生？

除了排尿不通畅，男性到了不惑之年，就会逐渐出现尿频、尿急以及夜尿多等症状，常常是前列腺惹的祸。正常的前列腺在男性体内的大小像栗子一样，重量大约有20 g。它的"营养"是体内的雄激素，在"营养"充足的情况下，细胞就会增生，增生后的重量可以达到 30～80 g，甚至也有达到 100～200 g。前列腺体积以及重量与男性的年龄相关，男性年龄超过 50 岁，出现夜间排尿次数增多，尿频、尿急不能忍，尿流细弱，尿湿内裤，排尿费力，排尿困难等症状，就可能是由前列腺增生造成的。

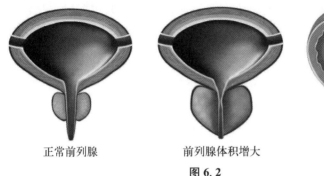
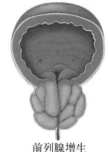

正常前列腺   前列腺体积增大   前列腺增生

图 6.2

（3）前列腺增生的发病和哪些因素有关？

在 50 岁以上的男性中,前列腺增生的比例约有 50%,而在 80 岁以上的男性中,前列腺增生的比例达到 80%～100%。随着年龄的增长,各个脏器功能都在下降的时候,前列腺仍然有着足够的雄激素作为"食物"而变得越来越"强壮"。除了与男性的年龄相关,前列腺增生还与男性的生活水平有着密不可分的联系,我们国家的研究表明,在北京、上海、广东等较发达的地区,前列腺增生的比例要明显高于经济水平相对落后的地区,在城、乡之间前列腺增生的比例也存在明显的差异。另一方面,研究调查发现,前列腺增生与代谢性疾病有着密切的关系,男性如果患有"三高"(即高血糖、高血压、高血脂),或者肥胖,那他需要格外的小心。营养过剩、缺乏体育锻炼时,动脉易于硬化,前列腺局部的血液循环不良的情况下,也会容易发生前列腺增生。

总之,随着男性年龄的增长、生活水平的提高、代谢性疾病的增加,前列腺增生的概率在增加,出现的症状也会越来越严重,严重地影响身体健康以及生活质量。许多的患者由于缺乏前列腺增生症科普知识,简单地认为年龄大了夜尿次数多是正常现象,而没有想到是由前列腺增生引起的,疏于去医院及时治疗。长期下去可能耽误了最佳治疗时间造成尿路结石,甚至病程发展导致慢性肾功能不全,严重的还会出现尿毒症等。

（4）前列腺炎有哪些症状？

前列腺增生的早期由于代偿,症状不典型。随着病情加重,症状逐渐明显,临床症状包括储尿期症状,排尿期症状以及排尿后症状。

① 储尿期症状：尿频、夜尿增多。尿频为早期症状,先为夜尿次数增加,但每次尿量不多。若伴有膀胱结石或感染,则尿频愈加明显,且伴有尿痛。尿急、尿失禁。下尿路梗阻时,50%～80%的患者有尿急或尿失禁。

② 排尿期症状：排尿困难：随着腺体增大,机械性梗阻加重,排尿困难加重,下尿路梗阻的程度与腺体大小不成正比。由于尿道阻力增加,出现排尿起始延缓,排尿时间延长,射程不远,尿线细而无力。小便分叉,有排尿不尽的感觉。如梗阻进一步加重,必须增加腹压以帮助排尿。呼吸使腹压增减,出现尿流中断及淋漓。

③ 排尿后症状：尿不尽、残余尿增多：当残余尿量很大,膀胱过度膨胀且压力很高,高于尿道阻力时,尿便自行从尿道溢出,出现充溢性尿失禁。有的患者平时残余尿不多,但在受凉、饮酒、憋尿,服用药物或由其他原因引起交感神经兴奋时,可突然发生急性尿潴留。患者尿潴留的症状时好时坏。有些人可以急性尿潴留为首发症状就诊。

④ 其他症状：泌尿系统感染。尿潴留常导致泌尿系统感染，可出现尿急、尿频、排尿困难等症状，且伴有尿痛。膀胱结石下尿路梗阻，特别在有残余尿时，尿液在膀胱内停留时间延长，可逐渐形成结石。伴发膀胱结石时，可出现尿线中断，排尿末疼痛，改变体位后方可排尿等表现。肾功能损害多由于输尿管反流，肾积水导致肾功能破坏，有些人就诊时的主诉常为食欲不振、贫血、血压升高，或嗜睡和意识迟钝。因此，对男性老年人出现不明原因的肾功能不全症状，应注意有无前列腺增生。长期下尿路梗阻可出现因膀胱憩室充盈所致的下腹部包块或肾积水引起的上腹部包块。长期依靠增加腹压帮助排尿可引起疝、痔和脱肛。

（5）前列腺增生的治疗方法有哪些？

前列腺增生的治疗，大致分自我调节治疗，药物治疗，手术治疗等。

① 自我调节治疗：无明显症状或症状较轻者，一般无须特殊治疗，自我调节即可，但需密切随访。大部分患者年龄不到 50 岁，仅只有轻微尿频、尿急症状，行 B 超检查发现前列腺腺体不大，无膀胱残余尿量。这类患者只要注意气候变化、防止受凉、预防感染、禁酗酒吸烟和摄入辛辣食物。减少动怒过忧，保持心态平和，适当饮水，避免憋尿，就可以延缓或避免排尿困难症状的出现。

② 药物治疗：适用于有轻中度临床症状的患者，常用药物有特拉唑嗪、哌唑嗪、坦索罗辛、非那雄胺、激素类药物及植物制剂等。具体应当咨询专科医生，根据个人实际情况，制定治疗方案。

③ 手术治疗：如果药物改善不大或病情严重者，可以考虑手术治疗。主要有经尿道前列腺电切术、开放性前列腺摘除术等。需要根据个人实际情况，制定手术方案。

（6）有了前列腺增生平时应当注意什么？

① 防止受寒：秋冬至初春，天气变化无常，寒冷往往会使病情加重。因此，患者一定注意防寒，预防感冒和上呼吸道感染等。

② 避免久坐：经常久坐会加重痔疮等病，又易使会阴部充血，引起排尿困难。

③ 不可过劳：过度劳累会耗伤中气，中气不足会造成排尿无力，容易引起尿潴留。

④ 及时排尿：不要忍尿或者憋尿，长时间舟车旅途或开会时，更要注意排尿，以免憋尿过久而引起尿潴留。

⑤ 改善饮食结构，绝对忌酒：减少摄入高胆固醇类食物，鼓励少食"红色肉"，如猪肉、牛肉、羊肉、鹿肉、兔肉等等所有哺乳动物的肉。多吃"白色肉"，如鸡、鸭、鹅、火

鸡、鱼肉等。禁止饮酒及忌食辛辣刺激食物。

⑥ 适量饮水：饮水过少不但会引起脱水，也不利排尿对尿路的冲洗作用，还容易导致尿液浓缩而形成结石。白天应多饮水，夜间适当减少饮水量，以免睡后膀胱过度充盈。

3. 前列腺癌

(1) 前列腺癌常见吗？

前列腺癌是发生于男性特有器官前列腺的一种恶性肿瘤，前列腺癌是男性中第二常见的癌症，是目前威胁男性健康的主要问题之一。在我们国家，随着近年来经济水平的发展，人们生活水平的提高，前列腺癌的发病率也是呈现一个逐年上升的趋势，而且这个上升的幅度是非常明显的。

(2) 前列腺癌有哪些发病因素？

目前研究认识下，引起前列腺癌的发病因素尚未完全明确，但是以下这些得到较多认可。

① 年龄：随着年龄增长，前列腺癌发病率明显升高。前列腺癌患者的平均年龄为 72 岁，高峰年龄为 75～79 岁。

② 遗传：如果家庭中有一位直系亲属（父亲或兄弟）患前列腺癌，其本人患前列腺癌的危险性会增加 1 倍；如有两位或两位以上直系亲属患前列腺癌，相对危险性增至 5～11 倍。

③ 性活动：首次遗精年龄越小，过早地性生活或过多的性伴侣，性传播疾病，尤其是淋病，这些都是前列腺癌的重要危险因素。

④ 生活因素：日益西化的生活方式诸如高胆固醇和高热量饮食的摄入、熬夜、酗酒，高节奏的工作强度所带来的精神压力与负担，这些都是前列腺癌发病率越来越高的重要原因。

(3) 前列腺癌的临床表现？

前列腺癌早期常无症状，随着肿瘤的发展，前列腺癌引起的症状可概括为两大类：

① 压迫症状：逐渐增大的前列腺腺体压迫尿道可引起进行性排尿困难，表现为尿线细、射程短、尿流缓慢、尿流中断、尿后滴沥、排尿不尽、排尿费力，此外还有尿频、尿急、夜尿增多、甚至尿失禁。肿瘤压迫直肠可引起大便困难或肠梗阻，也可压迫输精管引起射精缺乏，压迫神经引起会阴部疼痛，并可向坐骨神经放射。

② 转移症状：前列腺癌可侵及膀胱、精囊、血管神经束，引起血尿、血精、阳痿。盆腔淋巴结转移可引起双下肢水肿。前列腺癌常易发生骨转移，引起骨痛或病理性骨折、截瘫，其中也可侵及骨髓引起贫血或全血象减少。

（4）前列腺癌很"恐怖"吗？

前列腺癌被称为"沉默的杀手"和"全球性杀手"，其早期没有明显症状，一旦出现血尿、疼痛和肿块时，往往已经进展到晚期。有统计显示，国内约70％的前列腺癌患者确诊时已是晚期，错过了最佳治疗时机。但晚期前列腺癌相较于其他晚期癌症在治疗上还是比较乐观的，通过根治性手术治疗，多数患者可以长期存活。

（5）前列腺癌应该怎样治疗？

前列腺癌的治疗分为等待观察治疗、根治性手术治疗、放疗、内分泌治疗。应当到专业医院就诊，主要根据前列腺肿瘤分期的不同，选用相应的方法。局限性前列腺癌，包括局部晚期的前列腺癌，我们应该积极治疗，只要身体素质允许，可以通过手术切除。晚期患者或者体质无法耐受手术的患者，则选用相对保守的治疗方案，如内分泌治疗或者放化疗。

（6）如何在早期发现前列腺癌？

前列腺癌早期表现不明显，即使出现症状也与前列腺增生几乎一样，出现尿频、尿急、排尿困难等，很难引起人们的注意。若此时盲目地认为是前列腺增生，不就医检查，或随便吃药，这样会延误治疗时机。大部分前列腺癌患者在确诊时已处于癌症晚期，因此存活的时间很短。

通过前列腺癌筛查，可以降低前列腺癌相关并发症的发生率和前列腺癌相关死亡率，可有效地提高生存率。通常男性应在50岁时开始前列腺癌筛查；如果有前列腺癌家族史，则应在40岁时就开始前列腺癌筛查。

（7）如何预防前列腺癌？

虽然引起前列腺癌的危险因素尚未完全明确，但医学界普遍认为，高动物脂肪饮食、肥胖、吸烟、过量饮用白酒、低植物摄入量等外源性因素，可能是前列腺癌的危险因素。而大豆及豆制品、绿茶、番茄、红葡萄酒等则有可能降低前列腺癌发病率。因此，应低脂饮食，少食高脂类食物。增加富含维生素E、硒、番茄红素、茶多酚等抗氧化剂的食物，比如绿茶、柚子、西红柿、豆类、蘑菇、洋葱等。另外，患者可多晒太阳，阳光可增加活性维生素D的含量，可能成为前列腺癌的保护因子。

（8）前列腺增生会转变为前列腺癌吗？

前列腺癌与前列腺增生临床症状相似，那么后者会转变为前者吗？一般情况下，前列腺增生不会转变为前列腺癌的。前列腺增生与前列腺癌是两种完全不同的疾病,但这两种病也是可以同时存在的,所以不要以为患有前列腺增生就不会长癌。因此,老年男性出现排尿障碍症状,千万不能想当然地认为是前列腺增生,一定要到正规医院专科进行检查。

三、睾丸癌

许多人想当然地认为,肿瘤是老年人的"特权"。而年轻人青春无限、活力四射,不会和癌症扯上什么关系。殊不知,目前肿瘤患者群已经逐渐年轻化。例如:十几岁的青年,出现大便带血,经过检查,诊断为结肠癌晚期;高中生,体育课上关节疼痛,到了医院,确诊为胃癌晚期。肿瘤病房出现了越来越多的年轻面孔,着实令人惋惜。

据统计资料显示,越来越多的年轻人(15～40岁)被确诊罹患肿瘤,已经接近癌症患者的5%。同时,因为工作繁忙和生活压力等各方面因素,很大一部分年轻人没有定期接受健康体检,从而错失了早期发现肿瘤的机会。大众的普遍认识不足和年轻人的自我忽视,造成了年轻人被认为是癌症"隐形人群"的现状。

1. 睾丸癌是什么?

平常老百姓说的"蛋蛋",医学名称为"睾丸"。睾丸是男性的两个性腺,睾丸癌是指睾丸细胞癌变形成的恶性肿瘤。睾丸中发生的肿瘤,部分为良性,然而大多数为恶性,即睾丸癌。大多数睾丸癌源于生殖细胞,所以又称为生殖细胞癌。睾丸肿瘤是"专属"于男性的恶性肿瘤,占男性全部癌症的1%左右。虽然在总人群中占比不高,在年轻男性中占比却不容忽视。睾丸癌好发于15至39岁处于生育高峰期的年轻男性,约占该年龄段男性全部恶性肿瘤的25%。统计发现:在15～34岁的年轻男性中,其发病率列为所有肿瘤之首,而且常常是恶性肿瘤。近年来,睾丸癌的发病率逐年上升,需要引起注意。

2. 为什么会得睾丸癌

目前,大部分肿瘤的发病原因仍不明确,睾丸癌也是如此。绝大多数睾丸癌都属于原发性睾丸肿瘤(原发性,即病因未明),而且常常属于恶性肿瘤;继发性睾丸癌极为罕见(继发性,即病因明确)。90%～95%的睾丸肿瘤属于生殖细胞肿瘤,其中精原细胞瘤占多数。

虽然病因尚不明了,目前认为其发病与遗传和后天因素均有关系。发病的先天因素包括隐睾或睾丸未降、家族遗传因素、睾丸女性化综合征、多乳症或雌激素分泌过量等;发病的后天因素包括损伤、感染、职业和环境因素、营养因素等。

3. 哪些人易患睾丸癌

睾丸癌的发病年龄存在三个高峰:婴儿期、20 至 40 岁间,以及 70 岁以后。世界各地的发病率差异很大,欧洲国家较高,而包括中国在内的东亚地区发病率较低。隐睾和病毒感染是发生睾丸癌的危险因素,隐睾(即睾丸下降不全和睾丸异位;小儿泌尿外科)患者罹患睾丸肿瘤的概率比正常人高 10 至 14 倍。

4. 睾丸肿瘤的早期有哪些迹象呢

因为睾丸肿瘤大多属于原发性肿瘤,通常不能预防。然而,为了自身健康,男性朋友们应该积极地了解并认识该病的临床表现。睾丸癌最常见的症状为睾丸渐进的、无痛性的增大,并有沉重感,睾丸肿胀、变硬。不同睾丸肿瘤的临床表现因肿瘤性质有些差异,详情可查阅专业书刊。总的来说,睾丸位于阴囊内,容易触摸,所以睾丸癌的早期迹象比较容易发现。

(1)睾丸肿大:这是肿瘤细胞漫无止境地大量繁殖增生的结果。肿大的形状并不均匀,有时很不规则,生有肿瘤的一侧睾丸可有格外明显突出的肿大。

(2)睾丸质地坚硬:用手触摸睾丸像石块状,质地很硬,这与普通睾丸发生炎症时睾丸呈均匀性肿胀和质地较软有显著差别。

(3)睾丸沉重感:由于睾丸肿瘤是肿瘤细胞大量生长形成,所以是一个实质性肿块,生长到一定程度后,睾丸的重量骤增,患者会有沉重的下坠感觉,甚至影响行走。用手托起睾丸,有一定的重量感。

(4)其他症状:肿瘤转移或隐睾恶变的患者,腹部可摸到包块,出现背部疼痛,气短,胸痛,或咯血等;少数患者以男性不育就诊或因外伤后随访而意外发现;个别睾丸肿瘤患者还可出现男性女乳症。

5. 睾丸肿瘤需要怎么治疗

睾丸肿瘤的治愈率较高,治愈率的提高有赖于早期诊断,早期施行手术并结合放化疗的综合治疗,以及严格的随访和挽救性治疗。手术方法主要包括睾丸根治性切除、腹膜后淋巴结清扫。术后需随诊定期复查,评估预后。术后需定期复查全腹部CT 及胸部 CT。

发现睾丸肿大时一定要积极就诊,如果诊断为睾丸肿瘤,需根据医院医生制定的治疗方案(手术、放疗、化疗),积极配合治疗可以明显延长生存时间、获得满意的治疗效果。早期睾丸肿瘤的患者可以达到90%以上的治愈率。

6. 怎么预防睾丸癌

睾丸癌像其他恶性肿瘤一样难以预防,应该采取"三早预防"的措施:早发现、早诊断、早治疗。可睾丸癌早期通常缺乏疼痛感,难以引起注意,男性需要增加抗癌意识与知识,勤体检、重视恶性肿瘤。一旦出现可疑症状,尽快就医。有不少患者虽然在早期就发现睾丸肿瘤的疑似症状,却因为顾及颜面耽误了治疗。如有发现疑似症状,为了生命和健康,在疾病面前应该放下面子,及时就医并积极配合治疗。

所有男性都应该学会自检睾丸。孩子尚小时,应该由父母代劳,等孩子长大后,应该教会孩子自检。建议男性每月自查一次睾丸。睾丸不管增大还是缩小都值得注意,如果出现肿胀、结块或疼痛都应及早就医。自我检查的最好时机是在沐浴后,这是因为任何局部紧张都会使阴囊收缩,影响检查,沐浴后阴囊皮肤放松,检查时比较容易,也比较准确。

具体手法:采取站立位。使阴囊自然下垂,用手掌托起阴囊,观察和体会它的大小和重量。双手轻轻捏住睾丸,拇指放在睾丸上方,食指和中指放在下方。用食指和拇指轻轻转动睾丸,检查其大小、表面是否光滑,有无硬块,并注意左、右侧睾丸有无区别。如有异常的豌豆或鸽蛋大小、没有疼痛的肿块,就要提高警惕,并及早找泌尿外科医生进行专科检查。

陈　斌

第七章　男性的心理健康

在我们的文化中,最深刻的社会鸿沟之一也许就是对性别划分的鸿沟。我们的内在感受、对世界的体验以及我们的情感反应都会因性别的不同而不同。性别定位也影响着我们与他人相处的方式,人们对我们的期望,以及我们对自己的期望。谈到对心理健康的关注,似乎总是针对女性更多一些,而男性的心理健康问题时常被低估。在竞争压力越来越激烈的今天,工作、家庭、老人、孩子这些重担同时压在人们身上。女性喜倾诉、主动求助等性格特点,有助于她们在遇到问题时不回避寻求周围人或专业人士的帮助。但是,从小那个摔倒了,父母会告诉他"你是小男子汉,自己站起来,要坚强不能哭"的小男孩,长大以后在遇到挫折和压力时,可能会更多地选择隐忍,长此以往,各种精神心理问题可能就出现了。

一、无处躲藏的"焦虑情绪"

在被高强度压力裹挟的现代人,很难逃脱"焦虑情绪"的困扰。在美国报道的数据中,每四个人中便有一人符合焦虑障碍的诊断标准。尽管很多人并没有完全达到"焦虑障碍"的诊断标准,但是焦虑情绪相信很多人都体验过。焦虑是人在应对压力和应激时的正常反应,适当的焦虑对人有益,它可以提高我们的肾上腺素水平,使人处于"战斗"状态,从而更好地应对和解决问题。但是如果过度地紧张、恐惧和担心,已经超过人们所能承受的正常限度、持续存在且影响正常生活时,就要警惕是否患有"焦虑障碍"了。焦虑障碍除了明显的焦虑情绪外,还会伴有自主神经功能失调(如头晕、胸闷、心悸、呼吸困难、口干、尿频、尿急、出汗)和运动性不安(坐立不安、肢体发抖、肌肉紧张等)等。焦虑障碍的发生与人格特征、认知方式以及所处环境均有密切关系,长期面临威胁或处于不利环境之中的人更容易发生焦虑。

焦虑障碍的发病率很高,但却容易被人们所忽略,尤其是不习惯于向他人求助的男性朋友们,他们可能更倾向于采用吸烟、喝酒、玩游戏等方式缓解压力和不良情绪。因此,鼓励有严重焦虑情绪或压力的男性积极与周围人交流或寻求专业人士的帮助。

焦虑障碍可以通过药物治疗(苯二氮䓬类、抗抑郁和抗焦虑药物等)和心理治疗(认知行为治疗、放松治疗、音乐治疗等)得到有效缓解。此外,适当的体育运动(跑步、骑车、打太极拳、瑜伽等),与亲朋积极沟通,转移注意力,培养更多的兴趣爱好对改善焦虑情绪都会起到一定效果。

二、男性也会抑郁

世界卫生组织在 2001 年报道:女性比男性更容易被诊断为抑郁症,世界卫生组织称这是精神疾病的流行病学调查中最有力的发现之一。但这并不意味着男性心理更健康。有数据显示,自杀是 35 岁以下男性最常见的死亡原因,也是与男性心理健康相关的最广为人知的问题。尽管男性自杀率有持续下降的趋势,但男性自杀率依然是女性的 3 倍。在所有自杀的人群中,大约一半的人可能患有抑郁症。抑郁症是最常见的精神心理疾病之一。

抑郁症的症状表现以情绪低落、兴趣缺乏、认知功能受损、意志活动减退和躯体症状为主。患者会感到闷闷不乐、郁郁寡欢、愁眉苦脸,没有愉快感,整日不想做事;悲观绝望,忧心忡忡,前途渺茫,生活失去希望,度日如年;认为自己毫无价值,将所有过错归咎于自己;反应迟钝,语速减慢,严重时甚至无法顺利交流;记忆力下降,注意力集中困难,思维灵活性减退;不想与人交往,不想出门,不想上班;严重的患者会有明显的自杀想法,甚至自杀行为;会有睡眠障碍(入睡困难、早醒)、乏力、食欲减退、便秘、性欲减退以及躯体不适(如胸闷、心慌、恶心、呕吐等)等症状。

男性抑郁症患者可能会出于"男性自尊"的考虑,而将自己典型的抑郁症状隐藏起来,表现出一些不典型特征。比如,他们可能会更倾向于诉说躯体不适或者睡眠问题,情绪可能会更加敏感、暴躁易怒、富有攻击性,或者直接采取自杀行动。值得欣慰的是,抑郁症是完全可以治愈的疾病,正规系统的药物治疗、心理治疗、物理治疗等手段,能够有效缓解抑郁症状。

当提到一个男人患了抑郁症时,很多人的第一反应可能会是:他肯定是太脆弱了,抗压能力不行,一个大男人怎么这么矫情……这些外界的误解和审视,会进一步阻挡他们的求治之路。更多地学习和了解抑郁症知识,不仅可以帮助自己,也会帮助到自己的家人、朋友,甚至是一位陌生人。当遇到一个抑郁症患者时,如果能收起我们的偏见和评论,轻轻地说一句:我相信你的所有感受都是真的,也许就能为他们带来巨大的勇气和希望。

三、喝酒也是病? 了解"酒精依赖"

饮酒是全世界各国人们日常生活中必不可少的活动,更被赋予了很多意义,古诗云"酒逢知己千杯少",好友相聚时少不了一杯好酒;"举杯消愁愁更愁",心情烦闷时,更少不了一杯苦酒。俗话说"小酌可以怡情",适量饮酒可以缓解心情不快,使人兴奋,但是酒虽好,贪杯可是既伤身又伤心。

一次性大量饮酒会造成急性酒精中毒;长期饮酒,平均饮酒量超过了公认的安全界限,即使饮酒者目前无任何疾患,也肯定增加了出现有害性后果的危险性,称为危险性饮酒;如果过度饮酒已经造成了躯体或精神的损害,并带来了不良的社会后果,称为有害性饮酒;如果饮酒的时间和量达到了一定程度,饮酒者无法控制自己的饮酒行为,并且出现了躯体耐受或戒断的症状,称为酒精依赖。有研究数据表明:男性饮酒量是女性的 13.4 倍,男性和女性的酒依赖时的患病率分别是 6.6% 和 0.2%。可见,男性更容易发生酒精依赖问题。

遗传、乙醇代谢特点、社会文化心理因素在酒精依赖的发生中都发挥着重要作用。与酒精依赖患者有血缘关系的家庭成员中酒精依赖的患病率要高于一般人群。有些人在饮酒后会出现"脸红反应",表现为脸红、心悸、头痛、眩晕和恶心,这些反应可以保护人们避免发生过量饮酒。从心理学角度分析,有学者指出:男性之所以饮酒,是为了获得主观上的力量感,在生理上感觉由酒精引发的温暖感,在心理上体验酒后的强健与优越,在社交上体验到他人对自己的敬意。

如果已经出现以下这些症状表现,说明已经达到了酒精依赖的诊断标准,包括:

1. 对饮酒具有强烈意愿;

2. 主观上控制饮酒及控制饮酒量的能力存在缺失;

3. 喝酒的目的是为了减少戒酒产生的戒断症状;

4. 在戒酒时会出现生理上的戒断反应;

5. 只有增大饮酒量才可以达到先前饮酒产生的效应(耐受状态);

6. 个人饮酒方式的控制能力会下降,不受社会约束地喝酒;

7. 不顾饮酒所引起的严重躯体疾病、对社会职业的严重影响以及所引起的心理上的抑郁;

8. 饮酒逐渐导致其他方面的兴趣和爱好减少;

9. 停止饮酒产生戒断症状又重新饮酒,反复出现上述酒精依赖的症状。

酒精依赖不仅损害身体健康,还会出现严重的精神心理问题,如幻觉、妄想、记忆力减退、痴呆、抑郁、人格衰退,对患者的人际关系、家庭和谐、工作能力都会产生不良影响。因此,尽管酒精依赖治疗起来并不容易,也需要积极应对。针对酒精依赖患者的治疗较为复杂,首先是要谨慎处理患者在停止饮酒后出现的戒断症状,待平稳度过戒断状态、生命体征平稳后再帮助患者脱瘾。脱瘾的主要治疗方式是心理治疗(认知行为治疗、家庭治疗、厌恶治疗、环境的改变、动机性治疗和集体心理治疗)和药物治疗等。

有资料显示,酒精依赖的复饮率约为 60%,复发的因素有很多,如焦虑抑郁等负性情绪状态,人际冲突或与社会隔离,同伴压力以及患者对酒精的渴求等。相应对策有:在治疗中强调主观戒酒动机;识别能够引起复饮的高危环境;提高应对压力、应对焦虑抑郁、应对渴求的能力;寻找有效措施回避诱惑(不进酒吧、俱乐部和卖酒的地方;远离还在饮酒的朋友和其他滥用酒的人;不管什么理由都不能与卖酒者联系;远离那些可以买到酒的地方;别把酒储备于家或办公室等离自己近的地方)。稳定的生活环境、稳定的康复支持系统、稳定的工作或固定的日常活动、稳固的人际关系对于患者的康复至关重要。参加戒酒者互助会(Alcoholic Anonymous,AA,又称戒酒者互助会、戒酒匿名会)也能够保持戒酒的疗效。

四、难以启齿的"性功能障碍"

在男性的激素系统中,睾丸会分泌睾丸激素,能够刺激和维持第二性征,维持外生殖器的活动和产生精子的能力,对性冲动和性欲有重要影响。男性对性行为的态度和女性有所不同,最大的差异是自慰的频率,男性比女性更有可能自慰,男性比女性自慰开始的年龄也更早。对偶尔性行为的态度也存在明显性别差异。对于双方没有任何感情的婚前(或婚外)偶尔性行为,男性更倾向于接受,而女性则多数会反对。男性更强调生理的需要和快感,而女性更强调爱情、关系和情感责任。此外,有研究者发现男性和女性性行为在其一生中是有差别的。男性性行为开始是强烈的,而注意力集中在生殖器上,后来逐渐发展为一种对性行为情感和感觉上的欣赏。而女性则正好相反。性行为在男性和女性的生活中都扮演着重要角色,但是性功能障碍在两性中并不少见。一些躯体疾病(如内分泌系统疾病、糖尿病、甲亢等)以及药物滥用(酒依赖、毒品滥用、某些抗精神病药物等)等有可能引发性功能障碍,但是多数情况下是由社会心理因素所引起的,称为功能性性功能障碍。对性行为存在焦虑恐惧、担忧,或者羞愧感,甚至是不满情绪,都会成为一种抑制性动因,强烈地遏制和损害了患者的性欲望和性活动。慢性焦虑状态往往是男性性功能障碍的一个常见原因,男性性功能障碍主要包括以下几类:

1. 勃起障碍:也称阳痿,是指无法勃起或保持勃起状态。勃起障碍的结果是男性无法进行性交活动。对于很多男性来说,这也许是他们能想到的最尴尬的事情之一。在一次次的出现问题之后人们可能会变得沮丧。勃起障碍还会导致男性的伴侣尴尬和担忧。

2. 早泄:是指男性过快地达到性高潮并射精。就像勃起障碍一样,早泄也会引起一系列相关的心理问题。因为在社会关于好男人竞争力的概念中,男人具有延迟射精并"满足"伴侣的能力也很重要,因此早射精会导致男性对自己的性竞争力产生担忧。

3. 男性性高潮障碍:也称为射精迟滞,是与早泄相反的一种障碍,男性无法达到高潮。比起早泄来说较不常见。

4. 性欲亢进:整日沉湎于性欲冲动之中,无休止地要去性交,如不能满足则情绪不稳定、烦躁,同时伴有性关系紊乱、强奸等性行为问题。

5. 治疗方法:性功能障碍的治疗可由专业工作者采用心理咨询和行为训练的方法,纠正影响性功能发挥的观念、态度和行为。包括:

(1) 行为治疗:关键技术是系统脱敏法,在过程中治疗师还会引领来访者进行一系列降低焦虑水平的联系,如感觉集中训练。

(2) 认知行为治疗:认知重构是该治疗方法中重要技术,本质是帮助来访者重新建构他们的思维模式,帮助他们减少消极态度,变得更加积极。

(3) 夫妻疗法:实质是处理人际关系,目标是降低伴侣之间的相互对立和紧张状态。

(4) 生物医学治疗:如西地那非、睾酮激素、多巴胺能药物,也可使用苯二氮䓬类药物减少焦虑情绪。

在平时保持良好的心理健康状态,对于预防性功能障碍至关重要。比如:与伴侣多进行交流,不做旁观者、积极解决问题,不为性表现设定目标,慎重选择性活动场所,承认"失败"总会发生的等等。

五、被忽略的"男性更年期"

一般来说,男性不会经历"更年期",因为男性没有像女人一样有"停经"表现,而男性的睾丸到 90 岁依然能够生产精子。但是，在进入中年以后，男性在睾丸激素和精子的产生方面确实会经历真实的逐渐下降的过程。随着激素水平的下降，男性也会出现内分泌失调、自主神经功能紊乱以及心理状态的改变，这与女性更年期相类似，但却更为隐匿，容易被人们所忽略。

中年男性的主要任务之一是取得事业成就。在 40 岁左右时，大多数男性认识到他们的成就无法与年轻时设定的目标相匹配，这种理想与现实的鸿沟在更年期伴随着激素水平的变化而被明显放大，这种心理的落差常常难以调整，进而出现危机感和沮丧感，就是我们所熟知的"中年危机"。此外，在这一阶段，男性的家庭内部关系也会发生变化，孩子们长大离开家庭，留下孤独的父母，所谓"空巢期"，此时夫妻双方需要重新适应和协商夫妻关系。

个体的文化水平、性格特征、自身修养等因素都会影响男性具有不同的更年期表现。心理症状一般会表现为：情绪低落、敏感多疑、喜怒无常、紧张烦躁、焦虑等，躯体症状表现为：失眠多梦、记忆力减退、心慌心悸、眩晕耳鸣等。

更年期不可怕，它属于人的一生中正常的发展阶段，进行合理膳食、规律作息、劳逸结合、保证睡眠、修身养性、培养良好的兴趣爱好，有望平稳度过这一阶段。必要时，可以寻求专业人士的帮助。

六、男性寻求心理帮助的困境

尽管男性的心理健康问题不断上升，但是让男性针对心理健康寻求帮助是一个独特的挑战。国外的研究显示，女性看医生和寻求心理治疗的频率是男性的两倍，并且男性在面临重大健康问题时表现出推迟寻求帮助的倾向。而积极寻求帮助是影响心理健康结果的重要因素，已被确定为关系到男性身心健康的首要问题。

影响男性在遇到心理健康问题时寻求帮助的因素有很多，其中包括：与精神疾病有关的病耻感，对个人自我价值的威胁以及该人如何看待寻求帮助的行为，不同种族、国籍和年龄的人也表现出不同的求助态度。男性在很多时候都会选择不寻求心理帮助，因为这种求助行为与其占主导地位的男性性别角色直接冲突。

有一位男性患者，他在过去长达半年多的时间里都承受着闷闷不乐、兴趣减退、自责、自卑、焦虑担心、坐立不安等抑郁和焦虑的情绪，但是直到他自己要求来精神科就诊，甚至需要住院的时候，他的家人才知道他已经生病很久了。这位患者是家人心中的好丈夫、好爸爸、好儿子，是同事眼中的好伙伴、好领导，是朋友眼中的真诚的倾听者，他们都很难理解他这么优秀的人为什么会得抑郁症。这位男性十分符合当前社会对"好男人"的所有定义：孝顺、顾家、能赚钱、讲义气，以及"沉着冷静"、不轻易表露真实情绪。

在远古时代，男性的角色是拿起工具到森林里去狩猎，男性是充满攻击性的，他们可以随时准备战斗，而一个喜欢表达自我情绪的男性，会被认为是脆弱的、多愁善感的。我们的社会对男性一直存在着某些传统规范，如斯多葛主义（即不表现出情绪或软弱的感觉）和自我解救（即在不给他人增加负担的情况下解决问题）。"斯多葛主义"，也称为"斯多葛学派"，是古希腊的四大哲学学派之一，它其中一个重要的观点认为"从容的对立面是激情，激情是背离理性和违反自然的精神冲动"，人们要用理性战胜人类基因中带有的悲伤、愤怒、害怕等这类负面情绪，因为负面情绪会让我们做出错误决定，通过长期训练我们就可以有效减少负面情绪、培养积极情绪，从而在任何情况下都可以保持从容淡定。康奈尔曾创造了"霸权男子气概"一词，它赋予了一些男性占主导地位的特权，并强烈鼓励男性为此努力。这样的男性气概具有身体力量、财富、职业成功、权力、冒险、无懈可击、男子汉气概、坚忍的情感、控制力、支配力、过度竞争和对女性气质的排斥等特征。而心理治疗通常会强调情感表达、内省和承认内心的脆弱，这与上述男子气概是截然相反的。

以上是从社会学角度解释了男性面对心理健康问题时的心理特点。从心理学角度来看，通常情况下，女性主要负责育儿，出于这种假定，母亲们倾向于对女儿的认同感比对儿子的认同感更强烈。由于这种过度认同，母亲们往往会让女儿远离独立的经历。相比之下，儿子们则过早地被推入独立的境地。这些对待女儿和儿子的不同方式奠定了自我发展的基础，后来更明显的社会化形式加强了自我的发展。即女孩们更专注于她们与他人的关系，这会让他们终生拥有丰富的社会关系，与他人之间拥有更灵活的界限以及更大的同理心。男孩却具有更明显的离群性，这会促使他们能够有效地适应职场。但这也会导致更容易经历情感问题和恐惧亲密关系。

因此，在我们开始越来越关注男性心理健康的同时，如何鼓励男性在遇到心理或精神问题时能够主动、及时地向他人求助，积极接受治疗，也是我们心理学或精神科工作者需要努力的方向。

乔　颖

第八章 男性的毛发健康

一、为什么毛发健康对男性很重要？

如果说体重是女人不可说的禁忌，那么头发无疑是男人最后的尊严。一头乌黑茂密，精心打理的头发，立刻会让人联想到年轻的身体，匀称的身材，强壮的臂膀，无限的精力，蓬勃的朝气。一个地中海发型，M 型发际线，立刻会让人联想到啤酒肚、老年斑、心脏病、肾虚肾亏，工作不得志，生活很压抑。社会学家研究发现，毛发是一种强烈的符号表征，比如男性的发型一般不会轻易改变和破坏，因为发型某种程度上代表了更为可靠的职场形象。但脱发会严重挫伤男性在婚姻和工作上的自信心。现实就是这么残酷，毛发健康就是油腻大叔和小鲜肉的分水岭。相比女性的护肤、彩妆、医美撑起了颜值经济的半壁江山。男性的消费主要集中在对毛发健康的投资上了，小小的一瓶育发精华，价格堪比女士的精华眼霜了。目前，我国的脱发人口已经超过2亿，男女脱发的比例为 7∶1。根据艾瑞咨询的报告，2020 年养发服务行业的规模已经超过 600 亿，植发产业的规模超过了 200 亿。市场上，主打男士防脱生发的产品和服务，普遍价格不菲。

调查研究发现，每 100 位脱发者中，有 51% 的人会出现抑郁情绪，其中重度抑郁的发生率为 11%，而这些患者绝大多数都是男性。

他们内心非常敏感，担心身边的人会议论自己的发量，走在路上被人多看一眼，就会感觉别人是在看他的脱发；对亲戚朋友的话极为敏感，非常介意别人以此来开玩笑。这种卑微地抬不起头的感觉，很容易造成他们孤僻的性格，导致人际关系的恶性循环。不开玩笑，真的是头秃到没有朋友。而且，脱发会严重影响情绪，很多人因此而坐立不安，严重影响学习、工作、生活等社会功能的履行。

二、男性的毛发健康是什么？

所以，这里想具体聊一聊男性的毛发健康。

在展开这个话题之前，我作为一个毛发医生，先问大家一个问题：

"每天掉多少头发才算脱发？"

1. 每天掉多少头发才算脱发？

众所周知，每个人或多或少都会掉头发，区别只是掉头发的数量。一般来说，每天掉头发数量少于 100 根，属于正常掉发，如果多于 100 根，就属于脱发问题。但你不知道的是正常人每天掉发不超过 100 根，这个结论需要满足 3 个前提假设。

第一个前提假设是：每个人的头发总量是 10 万根。按照头发的生长周期分配：

生长期（anagen）：持续 2～10 年；

退行期（catagen）：持续约 2～3 周；

休止期（tolegen）：持续约 3～4 个月。

在毛发健康的状态下，只有处于休止期的头发才会掉落。

第二个前提假设是生长期为 2 年＝104 周，退行期为 14 天＝2 周，休止期为 3 个月＝12 周。因此，我们很容易通过计算得出：休止期/生长期＋退行期＋休止期＝12/104＋2＋12＝10%，换句话说，处于休止期的头发占头发总量的 10%，即 $100\,000 \times 10\% = 10\,000$ 根。

第三个前提假设是休止期为 100 天，那么平均下来每天掉落的头发差不多就是 100 根左右了。

正常人每天掉头发不超过 100 根，这只是一个被简化的结论，不能机械地套用在每一位患者身上。不能简单地把掉发等同于脱发，怀疑自己脱发，要找专业的医生诊断，千万不要网上一搜，就对号入座了。一些休止期脱发患者每天会大把大把地掉头发，比如克林格曼的文献记载了一位监狱里的死刑犯人，经过四次庭审，最终被判定一级谋杀罪名成立，几个月后这名犯人开始大量地掉头发，最多一天甚至超过 1 500 根。相反很多雄激素脱发患者每天掉的头发数量远远少于 100 根。

2. 常见的脱发类型有哪些？

脱发是个统称，按照是否有瘢痕（永久性、不可逆），可以分为瘢痕性脱发和非瘢痕性脱发。瘢痕性脱发又可以分为感染、炎症性疾病、创伤、肿瘤导致的脱发。非瘢痕性脱发又可分为模式性脱发和非模式性脱发。非模式性脱发又包括代谢异常、静止期脱发、生长期脱发、斑秃、创伤性脱发、毛干畸形和三角形脱发。按照是否可以自愈，可以分为生理性脱发和病理性脱发。产后脱发、季节性脱发、应激压力脱发等都属于静止期脱发，是生理性脱发；雄激素脱发、斑秃、代谢异常脱发等都属于病理性脱发。其中，95％的脱发患者都属于雄激素脱发，也叫脂溢性脱发、模式性脱发，英文名是 Androgenic alopecia(简称 AGA)。大部分男性脱发患者都属于这种类型的脱发。AGA 通常发病于青春期，表现为进行性头发直径的变细、头发密度的降低和脱发，直至出现不同程度的秃发，通常伴有头皮油脂分泌增多的症状。

3. 男性 AGA 的主要特征

(1) AGA 主要发生于 20～30 岁男性，据报道 25％的患者在 25 岁前发病，50 岁左右约占 50％，有遗传倾向者一般发病较早。

(2) 脱发多从前额两侧鬓角部开始，主要表现为头发密度下降变得稀疏，同时头发也变纤细。随着进展，脱发逐渐向头顶延伸，从而导致额部发际线向后退缩，前额变高，呈 M 形秃发；头发也可从顶部开始脱落，呈 O 形秃发。秃发可进一步发展，导致额部秃发区域和顶部秃发区域融合，仅枕部及两颞部保留正常的头发，呈马蹄样外观。

(3) 脱发速度和范围因人而异，一般在 30 岁左右发病者病情进展最快。

(4) 脱发处油脂分泌较多，皮肤光滑油腻，可见纤细毳毛，无皮肤萎缩及瘢痕形成；身体其他部位的毛发正常生长。

(5) 无自觉症状或有瘙痒。

4. 男性 AGA 的病因和发病机制

AGA 是一种具有遗传倾向的多基因隐性遗传疾病。国内的流行病学调查显示，AGA 患者中有家族遗传史的占 53.3％～63.9％，父系高于母系，但现在还未发现相关的致病基因，只找到了若干个易感基因。除了遗传基因外，毛囊炎症、紧张焦虑、精神压力、暴饮暴食、熬夜通宵、毒性环境、吸烟酗酒、年龄增长等诸多因素都会诱发或加速男性的雄激素脱发。男性体内的雄激素主要来源于睾丸所分泌的睾酮；雄激素主要为雄烯二醇，可被代谢为睾酮和二氢睾酮。虽然雄激素是 AGA 发病的关键因素，但几乎所有 AGA 患者血液循环的雄激素水平都维持在正常的水平。研究表明，由于脱发区毛囊内雄激素受体基因表达升高和/或Ⅱ型 5α 还原酶基因表达升高，从而导致雄激素对易感毛囊的作用增大。对于 AGA 而言,易感毛囊中真皮成分细胞内含有特定的 II 型 5α 还原酶,可以将血液中循环至该区域的雄激素睾酮转化为二氢睾酮,通过与细胞内的雄激素受体结合引起一系列反应,进而使毛囊出现进展性的微型化和脱发,直至秃发。

5. 男性 AGA 的秃发分级

秃头已经成了一个网络流行梗,很多互联网程序员、金融分析师、销售都有秃发的烦恼。根据脱发的严重程度,汉密尔顿(Hamilton-Norwood 分型)将男性 AGA 分为 7 级 12 种类型:

I 级:发际线正常,无脱发。

II 级:额颞角后退不到 2 cm,前发际线轻微后退。

III 级:额颞角后退至距外耳道连线不到 2 cm。

III 级:顶部脱发明显,可伴有前发际线后退,额部头发明显减少,但轻于 III 级。

IV 级:头顶部与前发际线之间形成一条桥样毛发带。

V 级:桥样毛发带更加狭小稀疏。

VI 级:桥样毛发带消失。

VII 级:最严重的脱发,很低的后发际线。

II a 级:整个发际线后退但不到 2 cm,额颞角不明显。

III a 级:整个前发际线后退至头皮中线。

IV a 级:前发际线后退超过头皮中线。

V a 级:脱发向头顶扩散,但不到顶点。

其中 1~5 级属于轻、中度脱发,由于毛囊还没有完全萎缩,这时治疗仍有恢复的机会;6 级以上属于重度脱发,大部分毛囊已经萎缩,这时治疗较难得到令人满意的效果。

2007 年,Lee 提出一种男女均适用的新的通用分级法,Basic and Specific classification(即 BASP 分型法)又称为亚太分型法。有专家认为 BASP 分类法可能是目前在评估脱发分布和严重程度方面最有效的方法。男女均适用。

该分型法根据发际线形态、额部与顶部头发密度进行分级,包括 4 种基本型(basic)和 2 种特殊型(specific),结合基本型和特殊型得出最终分型。

BASP 分型的名称便是由这两个英文单词的前两个字母组成。4 种基本型 L、M、C 和 U,代表前发际线的形状,每种类型再根据脱发的严重程度进行分级;而 2 种特殊型 F 和 V,则代表特定区域(额部 F 和顶部 V)头发的密度,每种类型再根据脱发的严重程度进行分级。

表 8.1　BASP 分型

基　本　型	特定型(顶枕部头发密度分级)
L 型:前额发际线无后移	V 型:头顶部头发明显稀疏,且超过前额区(与 F 区别点在于脱发主要在头顶部) V1:轻度,头顶部头发密度可见降低 V2:中度,头顶部头发密度显著降低 V3:重度,头顶部头发非常稀少或缺失
M 型:两鬓角区发际线后退较前中央发际线退后明显,对称 　M0:前额发际线保留,无脱发 　M1:两侧发际线后退未超过原处至头顶前 1/3 　M2:两侧发际线后退未超过原处至头顶中 1/3 　M3:两侧发际线后退达到原处至头顶后 1/3	
C 型:前额中部发际线后退较两侧显著,类似"C" 　C0:前额发际线保留,无脱发 　C1:前额发际线中部后退前 1/3 范围内 　C2:前额发际线中部后退前中 1/3 范围内 　C3:前额发际线中部后退前后 1/3 范围内	头顶部(头冠部)头发密度分级 　F 型:头发密度弥漫性降低,前额区尤为显著,常见于女性型脱发 　F1:轻度,前额区头发密度可见降低 　F2:中度,前额区头发密度显著降低 　F3:重度,前额区头发非常稀少或缺失
U 型:前额发际线退至头顶后,马蹄形,类似"U"形,是最严重的类型 　U1:发际线后退头顶至枕突前 1/3 范围内 　U2:发际线后退头顶至枕突中 1/3 范围内 　U3:发际线后退头顶至枕突后 1/3 范围内	

6. 男性 AGA 的鉴别诊断

脱发的原因非常多,不同原因的脱发其治疗策略是不一样的,首先要搞清楚是哪种脱发,也就是诊断要明确,而这个诊断工作需要专业医生来协助,不要自己上网看资料就认为可以正确判断,现在网上的信息哪怕是科普类型的信息大多背后有植发机构或者养发产品,这些有诱导性的铺天盖地展现的信息,都不够客观。

AGA 患者通常具有脱发家族史(即直系亲属中有脱发患者),大多从青春期开始,头发出现缓慢而持续的脱落,头发逐渐变得纤细、伴头皮油腻,对男性而言,多出现发际线的逐渐后退,一般根据患者病史和特殊的脱发模式,AGA 的临床诊断并不难,但对于早期或不典型的病例而言,有时需要做进一步辅助检查和实验室检查。患者也可以采用更便捷的拉发实验来自测。患者 5 天不洗头,以拇指和食指用力拉起含有 50~60 根毛发的一束头发,计算拔下的毛发数量,多于 6 根为阳性,表示有活动性脱发,否则为阴性。AGA患者通常为阴性,而斑秃、休止期脱发或生长期脱发的活动期可为阳性。

皮肤镜检查AGA患者的皮肤镜下的特征是毛干粗细不均、毳毛增多(毳毛与终毛比例失调)或者毛囊单位中毛发数目减少。

三、怎么才能科学地治疗脱发,让男性的毛发更加健康?

为了避免脱发的男同胞病急乱投医,结合了全球专业医生讨论商定的临床治疗指南及几万例各种类型脱发的治疗和处理经验(有成功也有失败),把脱发治疗方法总结归纳为8大类:

1. 养发育发

(1)头皮清洁

首先强调的是洗头不会导致脱发。头皮保持清洁是最简单也是十分重要的,1~2天洗头一次能改善局部头皮的健康状况,减少局部微炎症刺激造成的毛囊损伤。

(2)头皮滋养

头皮出油厉害的人可以用植物精油(比如茶树精油、迷迭香等)涂抹头皮,保持头皮滋润状态,减少自身的头皮油脂分泌。不过,只通过养发育发,几乎是不可能生发的,这只是基础工作,重要性占了不到10%。

另外,选择的毛发洗护产品,需要具备以下几个功能:

① 消炎杀菌;② 减少对毛囊的刺激;③ 促进头皮的血液循环;④ 含有毛发生长因子;⑤ 抑制DHT。

不要迷信市面上的五花八门的洗发水、护发精华,经过实验测试,只有咖啡因、腺苷、蓝铜肽等这些成分,才被证明的确具有防脱生发的功效。

2. 药物治疗

药物生发的作用是很确切的,但是药物理论上都有副作用,虽然副作用没有网上谣传得那么夸张,所以还是需要在有经验的专业医生指导下使用。

非那雄胺是一种合成的甾体类化合物,它是雄激素睾酮代谢成为双氢睾酮过程中的细胞内酶(Ⅱ型5α还原酶)的特异性抑制剂。

非那雄胺对雄激素受体没有亲和力,也没有雄激素样、抗雄激素样、雌激素样、抗雌激素样或促孕作用。对Ⅱ型5α还原酶的抑制能阻碍外周组织中睾酮向雄激素双氢睾酮的转化,使血清及组织中双氢睾酮浓度显著下降。口服非那雄胺 1 mg/d 可以降低血清及头皮 70% 浓度的 DHT;非那雄胺口服后迅速吸收,口服 1~2 小时后达到血浆峰值,半衰期约 6 小时;非那雄胺在肝脏经 P450 3A4 通路代谢,与其他通过该细胞色素代谢的药物不发生反应,如华法林、茶碱、地高辛、普萘洛尔等。临床研究证明非那雄胺能抑制头皮毛囊变小,逆转脱发的过程。《中国人雄激素性脱发诊疗指南 2019》认为:

非那雄胺一般在服药 3 个月后头发脱落减少,使用 6 个月后观察治疗效果。若治疗效果好,应继续使用以维持疗效;如使用 12 个月后治疗效果不佳,建议停药。通常而言,非那雄胺用药 1 年后的有效率可达 65%~90%。该药耐受较好,不良反应发生率低且症状较轻。

男性青春期后发生 AGA 是由于固有的雄激素敏感性导致头皮毛囊受雄激素影响。缺乏或 5α 还原酶基因缺陷的男性不发生 AGA。5α 还原酶有 3 种同工酶:Ⅰ型主要在肝、皮肤、头皮;Ⅱ型主要在前列腺、泌尿生殖道及人类毛囊;Ⅲ型广泛分布在皮肤、前列腺、脑。5α 还原酶抑制剂药物主要治疗良性前列腺增生,目前上市的有两个药物:非那雄胺(Ⅱ型),1992 年在欧洲批准;度他雄胺(Ⅰ~Ⅲ型),2003 年在欧洲批准。非那雄胺在美国(1993 年)和欧洲(1994 年)分别被批准治疗男性轻-中度 AGA。度他雄胺目前并未在欧洲被批准治疗 AGA。

米诺地尔是一种特异性打开钾离子通道的血管扩张剂,将米诺地尔局部涂在头皮上,它将使血管的肌肉壁松弛,使血液更容易流到头皮和毛囊。

米诺地尔还有细胞增殖作用,从而促进萎缩的毛囊生长,还具有以下作用:

血管扩张作用;血管生成作用;增强细胞增殖及 DNA 合成;开放钾离子通道;抗雄激素作用;抑制胶原合成;免疫抑制作用。

科学家发现口服米诺地尔可以逆转 AGA,米诺地尔起效时间一般在三个月以上,前三个月内很少看到明显的效果,大多数临床研究表明,局部外用米诺地尔通常需要 6 个月后才能发现显著的效果(平均见效时间为 6~9 个月),有效率(头发增长或止脱)可达 50%~85%。

米诺地尔是治疗男性和女性 AGA 方面第一个被批准的药物,1988 年 2% 米诺地尔溶液治疗男性 AGA 被 FDA 批准,1991 年被批准用于治疗女性 AGA,5% 米诺地尔溶液和泡沫剂分别在 1997 和 2006 年被批准治疗男性 AGA,5% 米诺地尔泡沫剂在 2014 年被批准治疗女性 AGA。

其他药物治疗方法还有:

（1）酮康唑：2％酮康唑洗发水，抗炎效果较好，与非那雄胺协同阻断 DHT 通路，具有抗雄激素作用；

（2）吡硫锌：1％吡硫锌洗发水＋5％米诺地尔联合或单用 26 周均有效治疗 AGA，但单用洗发水疗效不如单用米诺地尔；

（3）烟酸衍生物：外用烟酸衍生物 6 个月比安慰剂能显著改善脱发；

（4）褪黑素：外用褪黑素 3 个月和 6 个月褪黑素均能使头发计数增加，但该实验无对照组；

（5）罗红霉素：外用 0.5％罗红霉素 6 个月，比安慰剂能显著改善患者脱发；

（6）原花青素（抗氧化剂）：外用 1％原花青素 6 个月，比安慰剂能显著改善患者脱发；

（7）锯叶棕：锯叶棕提取物洗液 50 周比安慰剂能显著增加头发数量；

（8）维 A 酸：58％的患者在 0.025％维 A 酸外用 12 个月后，能增加头发数量至少 20％。

按给药途径，药物治疗可以分为三类：外用：米诺地尔、成纤维生长因子、激素等；口服：非那雄胺、螺内酯等；局部注射：肉毒素，生长因子，激素等。

在我们的经验中，药物治疗的重要性占了 60％，所以大家不要因为看到一点什么"副作用"就果断放弃这个选项，毕竟喝水或吸氧过量了也都是有副作用的。

3. 微创伤治疗

微创伤可以治疗很多疾病，早年常见的工具是梅花针，最近几年用纳米微针电动操作替代了梅花针手工扎，这样创伤更微小，操作更标准可控。微针破皮造成的头皮微创伤能够激活头皮局部的免疫和修复机制，适合应用于很多慢性损伤疾病的治疗。此外，微针破皮也能促进药物吸收，对于一些大分子结构的药品是有协同增效的作用。不过微创伤一个人不太好操作，所以推广应用比较受限。

4. 弱激光治疗

650～680 nm 波长的红光有利于抑制油脂分泌、毛发生长，但其具体机制仍并不完全清楚，临床上观察下来的有效性也比厂家宣传得要差很多，但确实适合一部分药物不敏感的雄激素脱发患者。弱激光生发不建议单独使用，配合药物和微创伤会比较好。

5. 植发手术

植发在医学上我们称之为毛囊组织移植,顾名思义,就是把毛囊从一个地方搬移到另外一个更需要它的地方。全世界植发只有两种方法,一种是 FUT(hair follicle transplantion),毛囊单位移植术,另外一种叫 FUE(hair follicle extraction),毛囊单位提取术。这两种有什么差别呢?

FUT 和 FUE 的主要差别在于"如何获取毛囊"。FUT 是通过在后脑勺,也就是专业医生在所谓的毛囊优势供区上用手术刀切一条头皮,然后将切取下来的头皮在体外进行精细分离,分离出一个个毛囊,然后再种植到所需要种植的区域;而 FUE,则是用手术环钻,把一个个毛囊从头皮上提取出来,再经过体外简单的二次处理后,种植到所需要种植的地方。

FUT 是比较早期的技术,现在大多数的植发机构都采用了 FUE,但是不等于FUT 就没有优点了,对于种植量较大,尤其是一次手术超过 6 000 根的患者来说,FUE 就很难达到这个数量要求,而 FUT 一次能获取 8 000 根甚至更多的毛囊数量。大家看到的什么"微针种植""无痕植发""3D 种植"都是营销概念,不是手术方法。

6. 纹绣

纹绣就是用染料通过破皮操作沾染到真皮层,使得皮肤有颜色,俗称"文身"。对于一些既不接受药物治疗,也不接受手术治疗,又想时时刻刻看起来头发挺多的脱发人士来说,纹绣是一种性价比较高的方法。当然,纹绣缺点也很明显,就是近看的时候不够逼真,毕竟毛发是立体的,纹绣是平面的。

7. 假发

假发是替代自身毛发的赝附体,按形式可以分为发片、发丝、发粉。发片使用最广泛,发丝比较逼真但使用需要专业人员协助,发粉快捷但不牢固,不适合户外活动。一般来说,假发是最初和最后的解决办法。

8. 心理建设

脱发患者或多或少存在一些因为脱发导致的不自信、焦虑等心理亚健康问题。市场上夸大效果的骗术又多,几次受骗后很打击信心,所以找到一个有经验的专业医生解决心理问题,是脱发患者还不自知的需求。也有很多人,心理建设好了,头发有没有对他来说无所谓了,那么也是一种很好的解决方法,不战而屈人之兵,这是最高级的办法。

绝大多数脱发并不需要植发,可以通过保守治疗,也就是非手术治疗可以解决。

一般对于经济条件还可以的脱发患者,会建议药物＋微针＋弱激光综合治疗,综合治疗半年如果无效或者效果达不到患者心理需求,那么再考虑增加植发。请大家注意,对于男性雄激素性脱发,即便是植发手术以后,也应该继续药物等非手术治疗,因为不治疗的话,原来的头发,也就是所谓"原生发"会继续进行性脱落,植发并不是一劳永逸的。

不同的脱发患者采用的方法或方法的组合是不同的,需要结合脱发的原因、脱发的程度、患者的心理接受度和消费能力等因素,由专业医生和脱发者甚至家属共同商定,采用最适合的解决方案。

金羽青

第九章　健康的睡眠

睡觉是养生第一要素,也是健康缺一不可的重要元素。

一年有四季,冬季不藏,春夏不长。一日分昼夜,夜不眠,昼不精。养生无他,眠食二要。懂得四季睡眠养生,方能造就您健康人生。

一、四季睡眠与养生

早在《黄帝内经》就有记载,"人与自然同纪",即人体睡眠与醒寤必须与自然界阴阳消长规律同步一致,顺之则生,逆之则害。"春三月,此谓发陈,……夜卧早起,……夏三月,此为蕃莠,……夜卧早起,……秋三月,此谓容平,早卧早起……,冬三月,此为闭长……早卧晚起。"就是说,四季阴阳消长不同,人类睡眠时间根据"顺应四时"这个原则,也需要有所出入和机动,以顺其自然界阴阳消长规律的变化。

1. 春季睡眠与养生

一年四季在于春。春天是美好的,万物复苏,草长莺飞,万紫千红,大自然一片欣欣向荣,处处显现着蓬勃的生机。古语:"春三月,此为发陈,天地俱生,万物以荣。"中医谓:春主木,在于肝,七情发于怒。应节怒暴以养其性,将胸中郁闷之气通过踏青观花,信步于树林河边,以发散体内沉闷之气,与大自然融为一体。所以说,春季养生,应注重精神调养。

一日之计在于晨。早在《黄帝内经》就有精辟论断,"夜卧早起,广步于庭,被毛缓行,以使志生"。这就是说,人要适应自然界的变化,要适当晚睡早起,顺应生物节律习性,所谓"闻鸡起舞",到户外散步,悠然自得地舒展肢体,使精神活动寄望于大自然中。但同时要注意,如果入春较早,乍暖还寒,还需视天气增减衣服,所以说,适当"春捂"也是必要的。

其中,饮食因素也是养生的重要一环。春季养肝,可饮用菊花枸杞茶、决明子山楂茶,平肝阳;可食用胡桃肉、黑芝麻、桑葚子等,补肝阴;可辅食黑木耳、甲鱼、胡萝卜、猪肝等,补肝血;食绿色时令蔬菜,如:马兰头、枸杞头等清爽之品,以达清肝、爽口、安神作用。

另外,也应当注意,春木当令,性情亢奋的人宜旧恙复发。可通过适当增加睡眠,静心修养,审因辨证治疗,可防治或缓解病情发展,睡眠是最好的补药;多进行户外活动,饭后、睡前闲庭信步,不仅可消食化气,还可无思无虑,心身得以休养,神清气爽。

2. 夏季睡眠与养生

夏季,白天长黑夜短,人们睡得晚醒得早,一般睡眠时间相对减少属于正常现象,但是,睡眠时间再少也不能低于 5 个小时。过少的睡眠会导致白天倍感疲倦。而在炎热的天气中,人们容易觉得没精神,流汗也会消耗人的精力和耐心,更加容易想要睡觉。

最佳睡觉时间应该是亥时(21—23 点)至寅时(3—5 点)末,也就是在 21 点睡下,早晨 5 点起床。亥时三焦经旺,三焦通百脉,此时进入睡眠状态,百脉可休养生息。可是如今现代人很少能够做到这点,在睡眠专科门诊常见脸色红润者少,面色少华者多。若想长久保持面容姣好,就应早睡早起。

在夏天,好多人下班回家就喜欢在空调房里,玩电脑、看手机,一般很难做到晚上 10 点入睡。建议:入睡时间不能晚于午夜 12 点。凌晨 2 点到 4 点,这段时间是人体精力下降、反应迟缓、思维减慢、情绪低下的时间段,利于人体转入慢波睡眠,以进入甜美的梦乡。这段时间的睡眠被剥夺了,会导致白天上班人昏沉沉的,上海人讲起来就是一张隔夜面孔,中医来说就是面色㿠白,气血暗耗。

子午觉在夏季显得非常必要。一般来说,夏季午休以 30 分钟至一小时为宜,时间过长反而感到疲倦。醒来后不要匆匆起床、马上投入工作或学习,因为此时大脑的供血量不足,可能会出现短暂的功能性紊乱,除了睡眠不足,现代人很多气色不好也与长期处在空调房间里有关。

炎热的夏天确实需要开空调来降温,笔者主张不要长时间开空调,特别是晚上,不能一整晚都开着空调睡觉。一般空调开四五个小时以后一定要打开窗户换气,不然房间里空气不流通,清洁度不达标反而会致病。通风是卧室的一个重要条件,新鲜的空气比什么都重要。无论室外的温度高低,睡觉之前都应该开窗换气。

如开着风扇睡觉,要注意的是,风扇最好不要对着吹,可以设置成摇头。另外要注意的是,不要吹穿堂风,南北通风的房间,不要睡在风口上。

夏天反而容易感冒、发烧,拉肚子的患者会增多,大部分就是因为长期待在空调房间里引起的。入睡后,人体的血液循环会减慢,抵抗力减弱,这个时候长时间吹冷风,人体毛孔打开会受寒受风,风邪从毛孔进入,很容易生病。尤其是体弱的人,容易引发空调病。颈椎病、肩周炎等患者更要注意。夜间睡觉最好盖条毯子,保证肩膀、脊椎不受凉。睡觉时头要凉,脚怕凉,盖被盖毯子首先捂住双脚,或者穿上袜子再睡觉。对于小孩来说,肚子一定要盖条薄毯。

简而言之,心静自然凉,心坦能安睡。先睡心后睡眼,睡前一定要让自己的心定下来。

3. 秋季睡眠与养生

秋有三月,有早、中、暮之分。气候跨度较大,有秋高气爽,也有秋风扫落叶之异。尤其暮秋,雨水减少,天气干燥,昼热夜凉,气候多变,人体的生理活动也随自然环境的变化,由长到收。中医谓:秋金主收降。以秋季的气候特点看,由热转寒,呈现出"阳消阴长"过渡阶段。人因劳作较多,常有"秋乏"之感,理应有思睡之意,而目前因各种缘故为愁睡就诊者很多。

中医遵循"天人相应"规律,对秋三月,经云:"早卧早起,与鸡俱兴。"早卧则顺应阴精收敛,以养精气,早起则顺应阳气的舒展。中医又谓:五脏主五气。肺属金,气通于秋,主燥。故秋季应注意保肺津,应少食辛味,可食蜂蜜、乳品、冰糖等滋阴润肺之品,用药以润补为主。同时要注意到,进入深秋,自然界呈现一派"秋风扫落叶"的肃杀景象,易诱发忧郁。不良的情感又会影响睡眠,导致失眠。因此,注意秋季的睡眠卫生,调整情志,合理饮食,起居有常,做到初秋避高温、中秋避寒湿、晚秋避燥邪,为冬季休整做准备,非常必要。建议人们多点室外活动,登高望远,任天上云卷云舒,心情放松,有助睡眠;同时可食百合莲子粥、银耳冰糖粥,既可益肺胃,又可改善睡眠。

秋天,有秋高气爽之情怀;秋风长,落叶黄,秋天,也会伴有忧郁伤感之情结,属"多事之秋"。但只要我们本着"顺其自然"原理,根据不同年龄、各自的体质特点,选择适合自己的方法,在医家辨证论治的指导下,"秋冬养阴,济之以阳",得其益,防其害,身心就会健康。关注睡眠与养生,秋季适当润补,不仅能调理好夏季留下的三分虚,又能防范心身隐患。私下窃语:秋日润补,入冬安稳。

4. 冬季的睡眠与养生

《黄帝内经·四气调神大论》中记载：冬三月,此为闭藏。水冰地坼,无扰乎阳,早卧晚起,必待日光⋯⋯此冬气之应,养藏之道也。

冬季宜早睡晚起。冬季主"藏",动植物多进入冬眠状态,以养精蓄锐,为来年生长做准备。人体也应该顺应自然的特点而适当减少活动,以免扰动阳气,损耗阴精。这个季节的睡眠要"早睡晚起",最好太阳升起再起床比较好。但也不应起得太晚,否则阳气无法舒展升腾,不利于身体的阴阳平衡。冬天由于天气寒冷,我们要增加衣物,注意保暖,尤其要注意头暖、背暖、脚暖;又因为日短夜长,人们的户外活动应适量减少,睡眠时间延长而早睡晚起;运动时不宜出汗过多,否则会损伤人体阳气等。

俗话说：穷人泡脚,富人吃膏。如今大家生活条件都改善了,俗雅共赏,睡前泡脚,服杯膏方,胜似神仙。

由此可见,四季阴阳消长不同,人类睡眠时间根据"顺应四时"这个原则,也必须有所出入和机动,以顺其自然界阴阳消长规律的变化。

健康睡眠,预防先行。专家共识,睡眠时间以晚上 9 时—11 时至早上 5 时—7 时为正常睡眠时间,一夜睡 7~8 小时,不得少于 6 小时,根据时令,可提前或推延半小时或 1 小时。因此,防治结合才能摆脱"睡不醒、睡不好"的困惑。

二、遵循睡眠时间规律

遵循睡眠时间规律,具体需要掌握三条:"顺时睡眠"、"限时睡眠"和"子午睡眠"。

1. 顺时睡眠

所谓"顺时睡眠",就是顺应自然界季节和昼夜变换规律。古人提倡"四时顺养",也就是"春夏养阳,秋冬养阴",要求通过安排起居、调养精神,使人体的阴阳气升降与自然界的阴阳气升降规律保持同步。古人所说的"日出而作,日落而息"就是指随着自然界的昼夜变换而作息,这样可以起到保持阴阳运动平衡协调的作用。

2. 限时睡眠

所谓"限时睡眠",是指睡眠有一定时限,正常成年人睡 6~8 小时足矣,午睡 30~60 分钟即可,睡眠不足和睡眠过度都不利于健康。

3. 子午睡眠

所谓"子午睡眠",是指在 23 时至 1 时(子时)和 11 时至 13 时(午时)是人的睡眠黄金段,这个时间如没有特殊情况,要让睡眠得到保证。原因在于,在这个时间段人的生理反应,包括体温、呼吸、脉率以及全身代谢都降到最低,从神经激素的周期来看,肾上腺素及副肾皮质激素的分泌也处于最低值,因此子时和午时是最有效率的睡眠时间段。中医理论认为,睡眠的机制是阴阳交替的结果,子午之时,阴阳交接,人体内气血阴阳极不平衡,必须静卧,以候气复。

三、对照"睡眠标准"

最近,国家公布的《健康中国行动(2019—2030 年)》中,就针对不同年龄的人,需要达到的睡眠时长制定了标准。

《健康中国行动(2019—2030 年)》提倡:

小学生每天睡眠 10 个小时;

初中生每天睡眠 9 个小时;

高中生每天睡眠 8 个小时;

成人每日平均睡眠时间为 7~8 小时。

并且,晚上要在 10 时、11 时入睡,最晚不要超过 12 时。

以上的睡眠标准只是一个数据参考,并不是说睡眠时间一定要达到这个标准才是健康的,毕竟每个人需要的睡眠时间是不一样的,个体差异很大。

你需要多少睡眠时间,还需要依据自身的情况来确定。判断自己的睡眠时间是否健康的标准,应该以第二天不觉身体疲乏、感觉精力充沛来判定。只要满足了这点,即便你每天只睡 5 小时,也是睡够了。

2017 年美国睡眠协会发布了一份《睡眠质量建议》,其中就有关于睡眠质量的推荐指标:

○ 能在 30 分钟内入睡;

○ 半夜醒来后 10 分钟内能再次入睡(包括上厕所);

○ 每晚醒来 5 分钟以上不超过 1 次;

○ 在床上,有 85% 的时间在睡觉。

四、中医治疗失眠有讲究

目前睡眠问题已成为全社会关注的热点问题,世界卫生组织把 3 月 21 日定为"世界睡眠日"。原本失眠不是病,如今已成为一种疾病。笔者曾对以失眠为主症前来就诊的万例患者作相关因素调查分析发现:女性占多数,达 57%,男性占 43%;年龄以 31～50 岁发病最多,占 51%;职业以经营管理阶层为多,占 35%。

当今失眠症有五大发病因素:即体质因素、精神心理因素、疾病因素、环境因素、药物因素。发现临床上"肝亢"失眠患者占 70% 以上,临床上从肝论治基本方辨证加减应用,治疗失眠症及其相关内科杂病收到较好疗效。

其中精神心理因素占了 70% 以上。其次,失眠早发与青少年过早地接触电脑和手机有关。青少年长期接触电脑、手机,一方面会减少青少年与外界沟通、交流的时间,久而久之,沉迷于自己的电子游戏世界,引发青少年一系列生理心理疾病;另一方面,长时间盯着一样东西看,会刺激眼球,眼睛长时间地接受外界的刺激,会引起相关大脑皮层过度活跃,从而影响睡眠。笔者认为,轻中度的失眠患者可通过运动和膳食来预防失眠的反复发作。太极拳就是一项很好的运动,长时间坚持打太极拳既可强身健体,又对睡眠有帮助。

中药中有许多药食两用的"食材",只要食用得当,就能化食为宝。四季可适量调补。如:食用百合、莲子、米仁、红枣,春冬可食莲子米仁红枣汤,健脾养心安神;夏秋喝百合绿豆汤,养阴润肺安神,这些对睡眠和脾胃都有很好的调理作用。

中医对失眠这一病症概括出了一套完整的理、法、方、药。笔者主张五脏皆有不寐,从肝论治的治疗方针。遵循"天人相应"的理论,提倡脑主神明、肝主情志、心主血脉的学术思想,尤其重视对肝的调治。肝主情志,一旦出现了问题,就会出现肝木偏旺、肝郁阳亢、肝郁瘀阻,引发一系列睡眠问题。

上海市中医医院失眠科采用综合疗法治疗睡眠疾病,包括中药口服、针药结合,并辅以泡脚、香袋、耳穴等治疗。科室基础方——平肝活血方有疏肝解郁、活血安神的作用,并自主研发了一些助眠产品。

五、睡出健康

在疫情期间,据上海市精神卫生中心全国范围大规模研究,新冠肺炎患者失眠发生率高达 71.2%;在普通人群中,因新冠疫情而出现心理困扰的比例就高达 30%。绝大多数人都会或多或少地产生焦虑不安的情绪,有的人甚至会失眠或失眠加重,尤其是中老年人。据调查 50 岁以上失眠者占总失眠人数的 40％,60～90 岁慢性失眠率竟高达 90％。按照疫情防范常态化的要求,笔者认为:良好睡眠,让你更健康;睡得好,免疫力会更好,抗病力会更强。

疫情来临之际,最先出现的是短期失眠。这是人们在面对外界压力和应激性事件时常常会出现的正常现象,多数在事件过后可恢复正常,因而需要正确看待和面对,学会接受,不必对此过度担忧。然而,如果一部分人在短期失眠出现后,不能进行正确应对,发展出一些不良的观念和行为习惯,则容易转化为慢性失眠,甚至发展为抑郁症、焦虑症等。因此,在疫情时期,缓解恐惧是维持良好睡眠的根本之道。首先,我们要相信党中央、政府部门、医护人员、人民军队,从正规渠道获取疫情信息,避免无谓的恐慌;其次,每个人还应当了解一些关于健康睡眠的知识以及防治失眠的措施,以应对可能出现的失眠状况。

在巨大的应激和工作压力之下,该如何做好心理健康的自助,预防心理创伤和应激障碍,值得我们每个人关注和重视。医务人员不是神仙,最重要的是,时刻意识到自己是"健康第一责任人",真正认识到"从我做起,健康为我,也为人人"。同时,你也可以采取一些步骤,来最大限度地减少危机期间的压力。

如果出现失眠或心理障碍,可以依次进行以下的方法和步骤来改善睡眠状况。通过以下方法,大部分人无须服药,就可以改善自己的睡眠状况,甚至只进行前 4 个步骤就可以了。

(1)避免过度惶恐,学会倾诉(电话和微信)、寻求亲情和友情的支持;

(2)审视自己是否存在不良睡眠卫生状况,进行修正;

(3)审视自己是否存在不正确的睡眠认知,进行改正;

(4)放松训练:不仅是睡前,全天任何感到紧张和不安的时候都可以进行;

(5)刺激控制:即"睡不着就离床,有睡意再回床睡眠",通常坚持几晚,即可恢复正常的睡眠;

(6)睡眠限制:即限制卧床时间,可以严格按照上面的方法执行;如果坚持不了,只能在自己可以接受的程度下减少在床时间也是可以的。最为重要的是,固定上床和起床时间;

(7)药物治疗:针对危急情境下的短期失眠,在以上非药物疗法尝试无效后,可以辅助安眠药物(特别是非苯二氮䓬类)。这是最为简单和有效的方法,短期和间断使用也不会出现成瘾问题。

最后,还得提醒大家一下,提高免疫力的最好武器是睡眠。大敌当前,有充足睡眠非常重要。研究表明,长期通宵熬夜会严重破坏人体免疫系统,从而更容易感染病毒。熬夜会消耗机体肌肉组织,现代人群熬夜多为久坐工作,又会导致脂肪堆积,这种体内营养成分的改变,在短期内不易被发现,长此以往会降低人体免疫力。

在传染病高发或季节交替时,易出现因工作压力大,若因睡眠不足而导致的免疫力下降以及抑郁焦虑等相关的疾病。还得尽早去专科专病门诊进行相关量表测试,使用中医中药辨证论治,身心同治,是一种合理的选择。

六、睡得香,免疫力更好

2020,全国小康,让人渴望;2030,全民健康,让人向往。谈到健康,中国人不得不提养生。"养生无他、眠食二要"。良好睡眠,是许多长寿者的养生秘诀,反之则会带来潜在的健康危害,人们深刻认识到睡眠是提高免疫力的有力武器。

针对社会上日益增多的睡眠问题,全面提高公众睡眠健康水平,减少精神和心理疾病的发生,中国睡眠研究会提出了 2021 年世界睡眠日的中国主题:良好免疫力源于优质睡眠。按照疫情防范常态化的要求,笔者认为:良好睡眠,让你更健康。睡得好,抗疫力更好,是有现实道理的。

偶尔失眠,对身体并无损害。但长期严重的失眠,对躯体和精神均可产生不利影响。在儿童因生长激素的分泌受阻,影响机体生长发育,削弱成人机体的免疫力,影响工作和学习效率,特别是与记忆、计算和逻辑推理有关的精神活动受到影响。睡眠不足,还会大大增加意外事故的发生。

当今失眠症发病率高的根本原因是由于人类社会发展和人们生活方式的改变,在很多方面违反了自然界阴阳消长规律(即昼夜节律),打乱了人体睡眠与醒寤的正常生理功能。笔者曾对临床数万例失眠患者进行过调查,并做了回顾性分析。结果显示:女性失眠症患者明显高于男性,占 63.98%;年龄段以中青年在职脑力劳动者居多,31~40 岁、41~50 岁各占 19.17%;服镇静安眠等精神类药物占 62.16%;11点以后晚睡者占 34.20%,这种现象值得重视。因此,我们从临床角度出发,提出"尊重自然,合理作息,顺应四时,有益健康"的预防观,重在预防,贵在坚持。在日常生活中要关注好以下几点,有助于构建良好睡眠,使你睡得香,免疫力更好,让你更健康。

1. 生活要有规律

不少失眠患者长期生活不规律,每到下半夜才入睡,到早上 8 点后才起床。因受自然界阴阳消长规律的制约，一般是既睡不实，又睡不醒。长此以往生活节律失衡，出现睡眠障碍是迟早的事情。建议这类患者在治疗过程中要配合医生指导，改变这种违反自然界阴阳消长规律的生活方式，尽可能提早到 12 点钟以前入睡，最好是 10 点钟前上床，早上 6—7 点起床，这是最合乎自然规律的睡眠时间。中午有可能再闭目养神一刻钟到半小时，可补充夜睡之不足，有利于提高下午的工作效率。

2. 不乱投医、乱服药

失眠症发生后，不要乱投医、乱服药。人们在日常生活、工作、学习中有几天失眠是难免的，一般要自己懂得其发生的诱因，及时注意调整、休息、补眠，绝大多数人都是可以恢复正常睡眠的，不要一见失眠就害怕生其他重病，立即服安眠药。如果持续两周以上，一夜只能睡 2～3 小时，并出现白天头晕、头胀，心慌心烦，口干等，甚至影响工作或学习功能，可去医院找专科医生就诊，在医生指导下服药。服药可首先中医辨证用药，一般副作用较少。服药见效后，不要马上认为病情已愈，立即恢复原来紧张的工作，或又进入原来的那种精神环境或生活环境，往往易于使失眠症复发。最好要有一个相对安静环境过渡一下，使之能巩固一个阶段，这样才有利于减少病情的再次复发。

3. 适度活动有益健康

"体脑并用，精神乃治"，即体力活动与脑力活动相适应，两者不能偏废，以此保持你的良好的体魄和精神面貌。如今失眠者有的是精神过劳，有的是整天思虑过度，而体力活动不足。无论从治疗巩固角度来讲，还是从失眠症预防角度来讲，都有一个如何体脑并用的问题。适当配合些功法，如：打太极拳，练瑜伽，做八段锦等，通过锻炼强身，提高抗病能力。老话说得好：饭后百步走，生命在于运动是有道理的。

4. 科学精准防病

现代人工作繁忙，熬夜晚睡成了时尚。其结果是使人提早衰老和百病丛生，而中医养生调理有助于人体对疾病的防治。常言道：劳则气耗，以睡养生。意思是长期过度的劳累、疲乏，可使人体精气大量消耗。尽管人体衰老的因素很多，表现复杂，而精气虚则邪凑之，邪势猖獗则精损之，如此恶性循环则病留之。而要正气存于内，即精气不虚，就必须消除疲劳，而消除疲劳最好的方法是良好的睡眠。这次疫情过后，因睡眠、心理等问题而导致的免疫力下降以及抑郁焦虑等相关的疾病还会持续一段时间，还得尽早去专科门诊治疗。而运用中医辨证论治，心身同治，是一种合理的选择。

许　良

第十章　人工智能助力男性健康

近年来,随着人工智能技术(AI)的蓬勃发展,人工智能技术的应用领域也在不断地扩大。人工智能技术已经在潜移默化中改变着我们的生活,常见的人工智能应用有人脸识别(门禁、人脸支付)、自动驾驶、机器翻译和语音识别(智能音箱)等。与此同时,AI 在医疗健康领域也有许多的应用,本章节以男性健康为切入点,从 AI 辅助诊断、AI 辅助手术、AI 健康管理和 AI 辅助生育四个方面,简要介绍 AI 在医疗健康领域的研究与应用。

一、AI 辅助诊断

1. AI 辅助诊断前列腺癌

前列腺癌是男性中最常见的癌症之一,大多数前列腺癌生长速度较为缓慢,且早期可能没有症状,外加现阶段确定患者是否患有前列腺癌是一项较为复杂的工作,需要分很多步骤进行,因此及时发现前列腺癌是相对比较困难的事情。

来自德国波恩大学医院病理学研究所的 Glen Kristiansen 教授团队在《自然·机器智能》(*Nature Machine Intelligence*)上发表了基于深度学习模型进行前列腺癌患者组织切片识别的研究结果。该研究基于人工智能中的深度学习技术,提出了一种新的算法模型,该模型实现了在全视野数字切片中识别前列腺癌组织,并对其进行 Gleason 分级的功能。

谷歌的 AI 团队也做了前列腺癌检测的相关研究,他们发表在《美国医学会杂志·肿瘤学》(*JAMA Oncology*)上的研究成果显示,AI 算法在判断组织切片 Gleason 分级的任务上,能达到 72% 的准确率,在判断组织切片是否癌变的任务上可以达到 94.7% 的准确率。

来自匹兹堡大学的研究团队在国际权威期刊《柳叶刀·数字医疗》(*The Lancet Digital Health*)上发表了他们使用人工智能的方法进行前列腺癌检测的最新研究成果。研究结果显示,人工智能算法在经过超过一百万张染色后组织切片图像的训练后,展现出了很高的前列腺癌检测能力,算法在其测试的切片图像上的敏感性和特异性都达到了 95% 以上。

另外,对没有症状的健康男性进行传统的前列腺癌筛查是存在争议的,因为传统的筛查会有侵入性的穿刺,这种穿刺会产生一定的副作用。所以,对健康男性进行前列腺癌测试的好处是否大于潜在的风险仍有争议。众多科学团队都在该领域进行相关研究,以发现一种高效准确且无副作用的检测方式。

来自韩国科学技术研究所的研究团队使用人工智能中的分析算法,对传感器获取的信息进行分析处理,开发出了一种在从尿液中诊断前列腺癌的系统。

该研究团队首先利用了基于电信号的超灵敏生物传感器,这种传感器可以检测尿液中相关癌症因子的信息,然后结合人工智能算法开发出了一种超灵敏的半导体传感器系统,该系统能够同时测量尿液中选定四种癌症因子的痕量。研究团队通过使用传感器获得的四种癌症因素之间的相关性来训练人工智能算法,经过训练的人工智能算法通过分析检测信号的复杂模式来识别前列腺癌患者。

2. 基于眼底图像的 AI 辅助诊断

眼底异常是导致不可逆致盲的重要因素,通过基于人工智能的视网膜健康评估,不仅能了解眼底健康,同时还能够发现可能存在的心脑血管疾病风险,检出率较高的地区、行业,以及眼底病和心脑血管疾病的高危人群,如 40 岁以上、糖尿病、糖尿病前期、高血压、血脂异常、体重指数超标的人群,更应该关注眼底健康,了解心脑血管风险,定期进行眼底和其他全身检查,做到早发现、早干预、早治疗,减少严重损伤视功能疾病的发生,预防恶性心脑血管疾病发生。Airdoc 公司联合爱康国宾集团针对 2018 年 5 月开始到 2020 年 7 月期间参与人工智能眼底照相疾病风险评估的受检者进行分析,涵盖全国 23 个省级行政区共 1 003 585 人,整体异常检出率为 74.8%;男性异常检出共计 376 713 人,占所有男性受检者的 76.1%。

来自谷歌的 AI 研究团队在期刊《美国医学会杂志·肿瘤学》上发表了基于深度学习模型的视网膜眼底照片中糖尿病视网膜病变检测的相关研究工作。这项研究工作使用到了深度学习中的卷积神经网络来对眼底照片进行处理,约 13 万张视网膜眼底图像被用作卷积神经网络算法模型的训练。用来训练算法模型的眼底照片,每张都经过了专业人员 3～7 次评分,以保证数据的准确性。

算法模型在经过大量数据训练之后,分别在数据量为 9 936 张和 1 748 张的两个数据集上进行了测试。算法模型在顾及敏感性的情况下,在两个测试数据集下的敏感性可以达到 97.5％和 96.1％,特异性可以达到 93.4％和 93.9％。

基于人工智能深度学习技术,视网膜眼底照片不仅可以用来进行糖尿病视网膜病变的检测,还可以用来进行心血管疾病的预测,同样是来自谷歌的 AI 研究团队在《自然·生物医学工程》(Nature biomedical engineering)上发表了相关的研究成果。这项研究使用了约 28 万患者的数据来进行人工智能算法的训练,使用了另外两个由 12 026 位和 999 位患者的数据构成的数据集进行算法的验证测试。

研究团队首先测试了利用人工智能算法模型从视网膜眼底图像预测各种心血管风险因素的能力。实验表明,算法能够较好地从眼底图像中预测出患者的吸烟情况、BMI 等因素,这些因素对预测心血管风险来说都非常的重要。

在此基础上,研究团队训练了一个用于预测 5 年内主要不良心血管事件(MACE)的发生概率的算法模型,由于满足这一实验需求的数据量有限,算法模型在150 个样本数据上进行了测试,测试结果的 AUC(接收者操作特征曲线下方面积)达到了 0.7。

3. 基于 CT 影像的 AI 辅助诊断

CT 扫描即计算机断层扫描,是一种用于放射学的医学成像技术,可以非侵入性地获取身体的详细图像。自 20 世纪 70 年代推出以来,CT 已成为医学成像中补充 X 射线和医学超声学的重要工具。CT 扫描常被用于预防医学或疾病筛查,例如,低剂量胸部 CT 可以作为早期肺癌筛查的基础手段,结肠癌高风险人群的 CT 结肠成像可以作为结肠癌的筛查依据。基于 CT 影像的 AI 辅助诊断是人工智能技术在医疗领域的一大应用。

(1) AI 辅助肺癌诊断

我国肺癌每年新增发病约 78.7 万人,死亡约 63.1 万人,相当于每一分钟就有1.5 人患上肺癌,约占所有恶性肿瘤新发病例的五分之一。吸烟、空气污染、职业接触和电离辐射等是引起肺癌常见的原因。国家统计局 2019 年发布的数据显示,肺癌位居男性癌症发病的第一位。及时进行 CT 筛查有助于早期发现肺癌,相关研究表明,经过筛查可降低 20％的肺癌死亡率。

来自复旦大学和上海交通大学的研究团队在《中国肺癌杂志》上,发表了使用人工智能识别技术进行 T1 期肺癌诊断的研究工作。这项研究标注了 5 mm 和 1 mm 层厚的 T1 期肺癌患者胸部 CT 片各 5 000 例,使用这 10 000 例数据对人工智能算法进行训练学习。最后,使用 5 mm 和 1 mm 层厚的数据各 500 例来进行算法测试。测试结果表明,使用人工智能算法处理 5 mm 的 CT 数据,敏感度可以达到 95.2%,特异性可以达到 93.20%。对于 1 mm 的 CT 数据,敏感度为 96.4%,特异性为 95.60%。测试结果同时也与 5 位专业医师进行了对比,对于 1 mm 层厚 CT 片,人工智能算法与人工读片两者之间比较无显著差异。而在 5 mm 层厚 CT 片比较中,人工智能算法的检出数优于人工读片,敏感性更高,但是误报数较多,特异性稍差。

(2) AI 辅助新冠肺炎筛查

与使用 AI 辅助肺癌的诊断相类似,AI 同样可以辅助新冠肺炎筛查。虽然确诊新冠肺炎的依据是新冠病毒核酸检测的结果,但是 CT 影像在发现肺内病变,评估病变的大小、范围、严重程度和演变过程等方面也发挥出了重要的作用。疫情暴发初期,受检者骤然增多,医务工作者需要在短时间内阅读和分析大量的 CT 影像,这无疑给一线医务工作者带来了巨大的压力。因此,如果能够借助 AI 来实现快速、准确地进行影像学判断,将会极大缓解一线医务工作者的工作压力,提升筛查效率。

来自清华大学和华中科技大学的研究团队在期刊《自然 · 通讯》(*Nature Communications*)上发表了使用人工智能技术进行新冠肺炎的诊断的研究工作。这项研究利用 11 346 张影像数据,基于人工智能中的深度神经网络算法,如残差网络、卷积神经网络等,开发出了一套新冠肺炎检测系统。该系统通过读取 CT 影像,首先进行肺部区域分割、然后进行新冠感染区域定位、最终给出辅助诊断结果,并可视化出算法诊断的依据区域。

来自华中科技大学同济医院、华中科技大学的研究团队在《医学影像汇刊》(*IEEE Transactions on Medical Imaging*)发表了基于弱监督学习,进行新冠肺炎的分类和病灶定位的研究工作。这项研究工作考虑到病灶区域标注数据较难获取的问题,基于人工智能领域中的弱监督学习算法,开发出了一套新冠检测系统,这套系统不需要病灶区域标注的数据的前提下,可以在预测新冠概率的同时,给出病灶区域的预测。

二、AI 辅助手术

在 AI 辅助手术这一领域,达芬奇医疗机器人应用较为广泛。达芬奇机器人由机械臂、操作台和三维成像系统构成,能够完成远超人类精度的手术动作,提高手术的成功率。

以前列腺癌为例,由于前列腺位于男性盆腔深处,传统手术的切口大、创伤大、出血多,术后并发症多、疼痛感明显、机体恢复慢。达芬奇机器人则非常适合进行前列腺手术。达芬奇机器人首先超越了传统外科手术的技术极限,手术视野更宽广、清晰。然后手术中出血少,手术缝合更精细。最后,手术后恢复快,并发症也明显减少。

在2020年,仅浙江省人民医院泌尿外科的达芬奇机器人就完成前列腺癌根治手术1255例,专业医师在达芬奇机器人的辅助下,实现了对前列腺肿瘤的早期诊断、完美治疗和快速康复。

来自中山大学孙逸仙纪念医院和海军医科大学长海医院的研究团队在《中华腔镜泌尿外科杂志》上发表了使用达芬奇机器人进行前列腺癌手术的研究工作。研究工作表明,在达芬奇机器人辅助腹腔镜前列腺癌根治手术中,进行科学的体位管理不仅可以充分暴露手术部位,提高手术效率,而且还可避免患者受到损伤,同时可以减少术中、术后并发症的发生。

当然,达芬奇手术机器人在其他类型的手术中也有很多的应用,比如在骨科手术中,使用达芬奇机器人可以解决手术视野差、精准难、不稳定的三大技术难题。

三、AI 健康管理

AI健康管理可以分为对生理健康的管理和对精神健康的管理。

1. AI 与生理健康

(1) AI可以对身体健康状况进行监测预警。

AI借助一些智能可穿戴设备,通过对设备采集到的人体体征数据进行分析,可以实现对个人身体健康状况的监测和预警。

常见的智能可穿戴设备有智能健康手环和智能健康腕表,这些设备可以方便快捷地采集到心率、心电图、血氧和血压等人体体征数据。结合移动端的应用,这些数据可以清晰地展示给用户。AI算法通过分析这些数据,对异常数据进行风险预警,使用户能够及时了解身体状况的变化,以采取必要诊疗措施。

AI算法在利用设备监测的数据对身体健康状况进行预警的同时,还可以给用户提供运动规划,作息时间建议等个性化服务。以智能健康腕表为例,智能腕表可以监测用户运动过程中的心率变化、运动强度等信息,移动端的应用通过分析智能设备采集到的信息,可以给用户提供运动分析报告,并且可以根据用户的需求,结合用户的个人身体状况给出个性化的运动规划。

（2）AI 可以提供个性化的膳食指导。

由国家卫生健康委组织编写的《中国居民营养与慢性病状况报告（2020 年）》显示，我国居民超重肥胖问题不断凸显，膳食结构不合理的问题突出，慢性病患病/发病仍呈上升趋势。然而，我国 13 亿人口，只有约 5 000 名营养师，并且基本分布在医院里面，专业的营养师非常短缺。

针对这一现状，搜狗公司基于其知识计算能力与 AI 中的自然语言处理技术，在权威机构中国营养学会的指导下，于 2020 年推出了"AI 营养师"。"AI 营养师"积累了覆盖 18 种细分人群、1 800 多种食材、2 000 多种疾病的知识库，用户可以直接使用自然语言进行提问，得到专业的解答。AI 营养师同时也可以根据用户不同的身体状况给出个性化的膳食指导。

使用 AI 进行膳食指导，一定程度上缓解了专业营养师短缺的问题，降低了个人获取膳食指导的门槛，有利于营养健康知识的普及。

（3）AI 辅助患者进行病情自管理。

除此之外，AI 还可以帮助一些慢性病患者进行病情自管理。

以糖尿病为例，糖尿病是可持续几十年的慢性疾病，在绝大部分的时间里，患者是自主控制病情的，因此帮助患者更好地进行病情的自管理非常重要。针对这个问题，已有部分公司推出了对应的产品。Bigfoot Biomedical 公司利用 AI 技术，开发出了由血糖检测设备、胰岛素注射设备和移动端应用组成的糖尿病管理系统。该系统通过 AI 算法对检测到的血糖数据进行分析，结合患者历史数据，给出最终的用药决策。该系统实现了自动化的糖尿病患者胰岛素输送，患者通过移动端的应用可以随时查看血糖水平，胰岛素注射量等信息。

2. AI 与心理健康

近年来，随着我国经济和社会的快速发展，人们的生活节奏加快、工作压力增大，民众心理健康问题日益凸显。国家卫生健康委 2019 年的数据显示，我国抑郁症的患病率达 2.1%，焦虑障碍的患病率是 4.98%，另外，由于男性不轻易宣泄情绪等原因，男性在患抑郁症等心理疾病后，会有更大的危险性，自杀率也更高。相较于生理健康，心理健康问题往往容易被大众忽视。

（1）AI 可以帮助诊断心理问题。

来自斯坦福大学的研究团队利用人工智能中的计算机视觉、自然语言处理和语音识别技术,提出了一种衡量抑郁症状的严重程度的方法。该方法对患者 3D 面部视频数据和说话的音频数据进行处理分析,最终输出该患者的抑郁症分类结果。

来自中国人民大学的研究团队利用人工智能中的计算机视觉技术,提出了一种用于快速检测自闭症谱系障碍(ASD)和重度抑郁障碍(MDD)的深度学习模型 DeepInsight。相关医学研究表明,患有自闭症的儿童与正常发育的儿童在面部特征上存在明显差异,该模型基于这一差异,使用人工智能算法对图像数据进行分析,最终输出自闭症和抑郁症的判断。

与此同时,也有相关的 AI 科技公司尝试通过对脑电、眼动、皮电等生理数据进行分析处理,客观地评估抑郁症,以改善精神科医师诊断抑郁症偏主观的现象。

(2) AI 可以对潜在的危险行为进行预警。

AI 除了可以帮助诊断心理问题之外,还可以对可能有心理问题的人群的潜在危险行为进行预警。

来自荷兰阿姆斯特丹自由大学的黄智生教授团队,利用人工智能中的知识图谱、语义理解等技术,开发出了"树洞机器人系统",该系统通过分析互联网社交媒体上有自杀倾向的留言,给出相对应的风险等级。该系统首先可以直接对自然语言进行分析,然后利用自身构建的知识图谱信息,可以对风险的等级进行智能的划分,风险等级由低到高共分为十个等级。留言中对痛苦表达得越清晰、对地点描述得越详细、时间越临近,相对应的风险等级也就越高。通过机器人系统的分析,可以快速地筛选出有潜在危险行为的留言。

AI 技术的引入,大幅提高了危险行为监控的效率,AI 能够 24 小时全时段监控,自动计算危险行为风险,生成监控报告,极大地降低了人工成本。

四、AI 辅助生育

不孕不育症是男性或女性生殖系统疾病,影响着全球数以百万计的育龄人口,据世界卫生组织估算,全球共有 4 800 万对夫妇和 1.86 亿人患不孕不育症。北京大学第三医院乔杰院士等发表在《柳叶刀》上的特邀报告显示,2007—2020 年,我国不孕发病率已从 12% 升至 18%。

辅助生殖技术被认为是治疗不孕症的最有效方法之一。世界第一例试管婴儿诞生于 1978 年,中国大陆第一例试管婴儿诞生于 1988 年,三十余年里中国大陆的辅助生殖技术得到了快速发展,目前总周期数已超过 100 万周期/年,出生婴儿数逾 30 万例/年。但是,现有的试管婴儿技术是随机选择精子和卵子进行实验室胚胎培养,试管婴儿的成功率并不算高,如果能够利用人工智能技术辅助生育,将会提升试管婴儿的成功率。

美国相关研究团队发表在 *eLife* 上的研究显示,利用人工智能系统,可以帮助胚胎学家客观地选择优质胚胎来提高试管婴儿的成功率。这项研究使用数千个胚胎图像实例来训练一种深度学习的算法。实验结果表明,该算法能够比 15 名经验丰富的胚胎学家更好地区分和识别优质胚胎。

辅助生育技术公司 Mojo 在 AI 辅助生育方面也进行了尝试。该公司尝试通过一款医疗仪器 Mojo Pro 来辅助试管婴儿过程自动化。Mojo Pro 利用的人工智能方法,从生殖细胞的数量、活跃性和形状等方面帮助检测精子和卵子的质量。使用人工智能的方法可以显著减少成功受孕所需要进行试管婴儿的次数,在保证检验结果的同时降低试管婴儿的成本。

戈宗元　贾亚光

第十一章　男性抗衰老

衰老的男性所面对的身体变化虽然不像女性那样明显,但同样存在。研究证明,随着年龄的增长,所有男性的荷尔蒙水平都会下降。男性荷尔蒙水平下降时,会在35至65岁之间经历与女性更年期相似的综合征,也被称为男性衰老综合征。

男人和女人的衰老可能完全不同,不仅男性和女性的身体对衰老的反应不同,男性和女性的心理也有很大的不同。因此,了解男性衰老的特点和选择合适的应对方式,对每一位希望延长健康寿命的男性都至关重要。

一、男性衰老的身体指征

通常而言,大多数男性意识到自身的衰老往往是从白发、皱纹、精力变差等情况开始,但是实际上,衰老带来的变化影响的是整个身体,在心脏、牙齿、骨骼及性功能上都会有着各种不同的表现。

1. 心血管系统

随着年龄的增长,血管与动脉壁的弹性降低,变得更硬,从而导致心脏泵血负荷增加,心肌组织工作强度变大。在活动状态下,供血无法得到足够的提升,自然会造成全身性的变化。例如肺部供血不足造成的肺活量减少,运动时肌肉组织供血不足造成的肌肉变化,工作时脑部供血不足造成的思维能力削弱,进餐后消化系统供血不足造成的消化不良等。而长此以往,为了适应身体较高负荷的工作生活状态,心血管系统也可能适应性发展为高血压或其他心血管疾病。

2. 骨骼、关节和肌肉

过了中青年时代,男性人群骨骼的大小会开始萎缩,骨密度也会降低,进而导致人更容易受伤和骨折,特别是年过 60 岁的人群,通常从肉眼来看,身体都会变得矮一些。人体的肌肉力量、耐力和灵活性也会变差,从而导致身体的协调性、灵活性、稳定能力和平衡能力都大不如前。

3. 体重变化

随着年龄增长,人体新陈代谢速率减慢。在现代社会中,男性往往会面临更多不良的生活方式(例如缺乏运动、饮食营养失衡、生活节律紊乱)和长期的精神紧张(如工作紧张、频繁加班、精神压抑)等负面情况,从而造成体重的增加,脂肪堆积等体型的变化。

4. 消化系统

不良的生活方式和运动的缺乏,不仅会导致体重和体型的变化,还会影响人体的消化系统,胃肠道的消化功能和蠕动功能的减弱,通常会导致消化不良、便秘、痔疮等问题,甚至伴随着一些常见的慢性病,如糖尿病、脂肪肝、高尿酸症等。

5. 口腔环境

牙龈的萎缩和唾液分泌的减少,都可能会导致口腔微生物的改变,这不仅会增加牙齿和牙龈受到蛀蚀和感染的风险,例如造成龋齿或者牙周炎等,同时还可能导致口腔异味的问题。另外,口腔异味也可能是肠胃消化功能出现异常而造成的一种现象。

6. 泌尿系统

男性前列腺增生的比例通常在 35 岁开始明显增加,5～10 年后可能进一步发展成前列腺疾病。据统计,60 岁以上存在前列腺疾病症状的男性占 60%～70%,如尿急、排尿不畅、尿线细、频繁起夜等。另外,随着年龄的增长,膀胱的弹性减弱,膀胱肌肉和骨盆底肌肉力量的减弱也都可能是造成一系列男性泌尿问题的原因。

7. 性功能

男性性需求最活跃的年龄段为 20～30 岁,随着年龄的增长,常会伴随着性需求和性行为的变化,例如敏感度降低、性冲动次数减少、性生活后非常疲乏等情况,甚至可能会遇到勃起功能障碍问题。研究发现勃起功能障碍(ED)还是心血管疾病的重要警报,ED人群患心血管疾病的风险是非ED人群的5～10倍。

8. 皮肤

随着年龄增长,皮肤下的脂肪组织减少,皮肤通常会变薄,弹性降低,同时,皮肤油脂分泌的减少也会使皮肤更容易干燥,这些因素可能造成多方面的影响,例如面部皮肤的变化、皱纹的出现,人更容易发生瘀伤,头皮皮肤变化/脱发等问题。随着衰老的继续进展,还可能出现老年斑、皮肤增生(小疙瘩)等问题。

9. 记忆力与思维能力

人的大脑结构变化通常会表现为记忆力和思维能力的变化,例如忘记熟悉的名字和词汇,东西放在一个地方转眼就忘了,或者会在执行多线程任务的时候更加困难。

当然,除了身体衰老的变化,男性也可能面临心理的变化,例如性格敏感、多疑、急躁、遇事爱发脾气、感到惶恐、孤独等。虽然无法排除外界环境因素与个人性格遭遇等情况的影响,但这样的现象,往往在男性进入更年期阶段特别明显。

二、衰老的内在机制

自20世纪50年代初以来,科学家就提出了许多关于衰老机制的假说和理论,包括基因学说、细胞突变学说、自由基理论、神经内分泌学说、免疫学说等多种理论,用于理解人体衰老的过程。

这些理论大体可被总结为7个生物学衰老指标:基因组不稳定性、端粒缩短、细胞衰老、表观遗传变化、线粒体功能障碍、蛋白稳定性和自噬变化、干细胞衰竭。

1. 基因组不稳定性

基因组是携带有控制细胞生长、分化、发育等重要生命信息的生物高分子,其作用的不可替代性使得它成为衰老变化的重要靶标。随着年龄的增长,DNA损伤(体细胞突变)的积累被认为是衰老的主要原因,因为它对蛋白质的保真度和基因表达的调节有影响。通过对年轻和老年个体来源的培养淋巴细胞的HPRT基因座的突变研究中发现人类和小鼠都存在随着年龄增长的突变累积。

2. 端粒长度

端粒是染色体末端的串联重复序列,在 DNA 复制过程中,DNA 聚合酶无法完全重建端粒 DNA 的末端,因此端粒在每次细胞分裂过程中都会缩短,最终导致衰老。虽然这个想象被许多科学家证实并展开研究,但这个指标现阶段证据不足,暂无法作为测量衰老的生物标志物。

3. 细胞衰老

细胞衰老是一种应激反应机制,其特征在于复制停止和形态、染色质组织、分泌组和典型蛋白质生物标志物表达的复杂变化。细胞的衰老可能来源于其他衰老标志,如基因组不稳定性、端粒缩短、代谢和蛋白水解应急、ROS、线粒体功能障碍、表观遗传变化、癌基因激活等机制。

4. 表观遗传学

现阶段研究最多的三个主要的表观遗传操纵子是 DNA 甲基化,组蛋白修饰和非编码 RNA。诸多文献都证实了 DNA 甲基化在人类衰老和与年龄相关的慢性疾病中的作用,其变化也被称为“表观遗传漂移”。组蛋白修饰中与衰老显著相关的为甲基化和乙酰化,根据修饰的组蛋白位点不同而呈现增加、减少或重新分布的变化。目前对于 RNA 在衰老中的作用和机理仍研究较少。

5. 线粒体功能

线粒体是细胞中制造能量的结构,是细胞进行有氧呼吸的主要场所,除了为细胞供能外,线粒体还参与诸如细胞分化、细胞信息传递和细胞凋亡等过程,并拥有调控细胞生长和细胞周期的能力。根据其多方面的重要功能,线粒体衰老理论提出,线粒体和线粒体 DNA(mtDNA)损伤的积累通过减少能量可利用性和增加破坏大分子的活性氧(ROS)的产生来诱导衰老。

6. 蛋白稳定性和自噬变化

蛋白质是生命的物质基础,是构成细胞的基本有机物,一般来说,蛋白质约占人体全部质量的 18%,是生命活动的主要承担者。蛋白质的过量、缺乏、病变均可导致对人体严重的危害。因此,修复、回收和消除受损的大分子或细胞器已成为维持细胞完整性和功能的关键过程,在动物模型中,自噬和蛋白稳态随着年龄的增长而功能逐渐失调。

7. 干细胞衰竭,营养感应失调和细胞间通信改变

据推测,干细胞衰竭在衰老中起主要作用,因为它会干扰组织和器官中分化细胞的自我更新,并逐渐削弱其功能。这三类衰老标志对年龄有关疾病、人类寿命的影响尚未得到充分论证。

虽然以上这些衰老的学说和标志物的使用,依然需要经过更多更严谨的研究求证,但学界对外界环境造成男性衰老的影响因素却有着越来越明确的认识。

一方面,男性常见的高发疾病对衰老都有着重要的影响,如血尿酸高、脂肪肝、血脂异常、高血糖、高血压、颈腰椎病、骨密度降低、痔疮等,无论是疾病本身还是疾病治疗过程中,都可能对人体衰老造成不同程度的影响。另一方面,不良的生活习惯(吸烟、饮酒、不运动、作息不规律等)、不良的饮食习惯(营养失衡、饮食不规律等)、负面的心理因素(失眠、抑郁、紧张、焦虑、压抑、创造力低下等)、低下的健康意识(拒绝体检、只治不防、讳疾忌医等),也都是造成男性衰老的重要诱因。

三、男性抗衰老的日常方式

1. 健康睡眠,远离疾病

不合理的作息、不良的生活习惯、亢奋与抑制失衡,造成了睡眠不足或失眠现象。失眠不仅会严重影响工作、学习和社会活动功能,还会使人提前衰老,如果不及时进行调整,长此以往会引起许多相关疾病,如抑郁症、焦虑障碍、药物使用障碍、自杀性、高血压和糖尿病等。

如何维持健康的睡眠?在日常生活中,首先需要维持规律的睡眠时间和睡眠习惯、保持良好的行为习惯、营造舒适的睡眠环境,以及保持良好的饮食习惯。其次通过身体的放松训练(如腹式呼吸、渐进式肌肉放松等),松弛肌肉,降低整个机体的活动水平,达到精神上的放松,降低睡眠时的紧张、担心和过度警觉性,促进入睡。还可通过改变自我认知来改善睡眠,用积极、正确、合理的观念取代错误观念,如"如果我前一晚没有睡够,第二天要通过午睡、打盹来补觉":午睡、打盹会影响第二晚睡眠的驱动力,可能加重失眠,如不补觉反而能睡得更好;"临睡前喝酒是解决睡眠问题的好办法":喝酒能帮助部分人提早入睡,但会显著增加夜间醒来的频率并引发早醒,反而会影响总睡眠时间。

在危急情况下的短期失眠,非药物疗法无效的情况下,可以辅助安眠药物(特别是非苯二氮䓬类),短期和间断使用不会出现成瘾问题。药物治疗需要与心理疗法、有规律的体育锻炼和精神松弛训练等并行,在保证睡眠的情况下,最好选用最小剂量,具体用药剂量需遵医嘱。长期连续服用镇静催眠药物会产生耐受和依赖,且药物大多经过肝脏解毒,肾脏排泄,若经常服用此类药物,应注意定期随访肝、肾功能。

除了以上传统方式,由浙江大学医学院和浙江武警总队医院的医生们共同完成了一项临床观察,观察成果显示静脉输注脐带间充质干细胞可以长期改善慢性失眠患者的睡眠质量。研究团队挑选了经过中医药物、认知行为等方法治疗效果不佳的39位慢性失眠患者进行临床观察研究,其中19位患者输注脐带间充质干细胞(30 ml),另外20位年龄、病情严重程度相似的作为对照组则服用安眠药物(阿普唑仑,连续服用1个月)进行治疗。干细胞治疗组除了少部分患者输注后当天晚上出现兴奋、睡眠不良的症状,2~3天后自然缓解外,没有其他任何不良反应。随后观察两组治疗前后的睡眠质量评分,分析表明,干细胞治疗组经过一次治疗后1个月,对睡眠的改善作用与口服药物相当,2个月后就明显优于对照组,并且患者的睡眠质量、睡眠障碍和日间功能障碍的改善作用可持续达12个月。

表 11.1　治疗前后两组患者匹兹堡睡眠质量指数比较

组　别	治疗前	治　疗　后						统计值
		2周	1个月	2个月	3个月	6个月	12个月	
移植组（19）	12.01± 3.26	11.56± 3.67	5.23± 1.88*	6.01± 2.03*	5.87± 1.96*	7.79± 1.86*	8.31± 1.93**	$F=23.306$, $P=0.000$
对照组（20）	12.32± 4.56	6.34± 2.67*	5.10± 3.39*	9.79± 2.83***	10.13± 3.29	10.89± 2.73	11.01± 3.78	$F=12.214$, $P=0.000$
统计值	$t=0.243$, $P=0.405$	$t=5.099$, $P=0.000$	$t=0.147$, $P=0.442$	$t=4.771$, $P=0.000$	$t=4.879$, $P=0.000$	$t=4.122$, $P=0.000$	$t=2.786$, $P=0.004$	

注:与治疗前比较:* $P<0.001$,** $P<0.01$,*** $P<0.05$,下同。

表 11.2　治疗前后两组患者生活质量量标比较

组　别	治疗前	治　疗　后						统计值
		2周	1个月	2个月	3个月	6个月	12个月	
移植组（19）	553.21± 184.87	597.32± 210.96	699.29± 135.36**	750.36± 210.22**	770.21± 197.76*	730.77± 209.89**	696.34± 193.45***	$F=3.304$, $P=0.003$

续　表

组　别	治疗前	治 疗 后						统计值
		2 周	1 个月	2 个月	3 个月	6 个月	12 个月	
对照组 (20)	537.39± 135.76	681.23± 213.06**	690.32± 209.31**	653.87± 196.35*	603.28± 175.78	563.79± 136.28	548.39± 156.73	$F=2.616$, $P=0.015$
统计值	$t=0.306$, $P=0.381$	$t=1.235$, $P=0.112$	$t=0.158$, $P=0.438$	$t=1.482$, $P=0.073$	$t=2.789$, $P=0.004$	$t=2.962$, $P=0.003$	$t=2.631$, $P=0.006$	

关于慢性失眠,服用药物虽然能起到短时间见效快的作用,但是长期服用会出现很多副作用,而非药物的手段烦琐又耗时,患者很难坚持,且疗效不确定。因此,探索新的疗法成为医学研究者们努力的方向,而细胞治疗表现出的良好效果,无疑为失眠症患者开辟出了一条全新的治疗道路。

2. 坚持运动,延缓衰老

来自英国伯明翰大学和伦敦国王学院的研究人员,评估在成年后的大部分时间都坚持锻炼的老年人的健康,来分析长期运动是否能够延缓衰老,并发表在细胞衰老(Aging Cell)杂志上。

与没有定期参与体育活动的一组成年人比较后发现:定期锻炼的人没有发生肌肉质量和力量的损失,人体脂肪或胆固醇水平也没有随着年龄增长而增加,并且男性的睾丸素也保持在较高的水平,他们可能避免了大多数男性的更年期。更令人惊讶的是,定期运动的人免疫系统似乎也没有老化,他们的胸腺中产生的 T 细胞与年轻人的一样多。有足够的证据表明,养成定期运动的好习惯,是保持身体年轻和健康的好办法。

运动与免疫力息息相关,坚持有规律的运动、科学的运动不仅能够强身健体,还能有效预防病毒。科学运动的第一步先进行运动前的评估:对自己的身体做一个评价,是否患有慢性疾病(如高血压、心脏病、高血脂、高血糖、哮喘等)和急性疾病(如呼吸道感染、新冠肺炎、骨折等)以及身体的任何不适,在这些情况下需遵循医嘱进行锻炼。开始锻炼前需要进行 3~5 分钟的热身运动,如原地慢跑、上下肢的伸展运动、核心区的旋转练习等,有助于增加肌肉群的血流量,降低肌肉和关节的黏性阻力,增强肌肉的协调能力和力量,增加氧气的输送,加速身体代谢反应,减少运动损伤的发生。日常运动主要推荐中等负荷的有氧训练和肌肉力量训练,运动强度可以根据最大心率比例来控制,可以用220-年龄=最大心率(HRmax),再按照强度比例进行换算(表11.3);另一种通过主观体力活动感觉程度(RPE:Rating of perceived exertion)来判断(表11.4),4至6级属于中等强度的运动感觉。

表 11.3 运动强度心率对照表(根据 ACSM2018)

强度区域 (Intensity Zone)	最大心率比例 (%HRmax)
最小强度	<57
小强度	57~63
中等强度	64~76
大强度	77~95
最大强度	96~100

表 11.4 运动强度主观感觉等级对照表

强度分级 (0—10)Scale	强度区域 (Intensity Zone)	体力活动主观感觉 (RPE)
0	无	无
1	非常低强度	非常轻松,如睡觉,看电视等
2~3	低强度	可以坚持很长时间,呼吸轻松
4~6	中等强度	呼吸加重,感觉舒服,但可以坚持说较短时间的话
7~8	大强度	不舒服,呼吸短促,只能说一句话
9	次最大强度	难以坚持运动,呼吸困难,只能说几个词
10	最大强度	感觉无法坚持运动,无法说话,无法呼吸

(根据 Borg,1998)

另外,还要注意运动持续时间、运动频率、运动负荷重量以及中间休息时间,运动是需要循序渐进的、有规律的,运动的类型也要保持多样性和全面性,不能超负荷运动导致过度疲劳,同时要保证充足睡眠、注意营养摄入,劳逸结合。

3. 头发护理

大部分男性在超过30岁之后依然不相信已经开始衰老的事实,但有一件事是他们都难以接受的,那就是脱发。男性到30岁后,由于雄性激素的作用,发际线会普遍后移,后移的程度因人而异。然而遗传因素、营养不足、不良情绪、饮食油腻等因素也会造成提早脱发,脱发会严重影响男性的个人形象,甚至会造成不自信、自卑等心理问题。所以头发的抗衰保养绝对刻不容缓,像女性对于皮肤管理一样,男性对头发也需要精心呵护。

首先第一步需要控油:由于雄激素影响导致皮脂腺油脂分泌旺盛,所以头发出油便是很多男性的痛点,推荐使用含有吡啶硫酮锌或水杨酸成分的洗发水,能够帮助控制头皮出油,还要勤洗头;第二步去屑:头屑分为生理性和病理性的,生理性的选择滋润类洗发水,勤洗头头屑就会减少,病理性的脱发是头皮感染了真菌,可以使用含有酮康唑的洗发水,严重时需要及时去皮肤科问诊;第三步防脱护发:发现自己开始掉发,要及时选择防脱护发的洗护产品,定期使用发膜给头发补水,保持良好的作息习惯和饮食习惯,多补充维生素,会对脱发速度有缓解效果。

4. 皮肤保养

男性与女性的皮肤表观存在显著差异,通过皮肤老化图谱对男女皮肤老化特征进行对比分析,会发现男性皮肤老化的程度在上半脸区域比女性严重(鱼尾纹、抬头纹),而在下半脸区域则相对较轻(木偶纹、下半脸松弛)。男性皮肤老化主要受到日晒和城市污染的影响,由于缺乏良好的防晒习惯和比女性更多的户外活动,加重了皱纹的形成、色素的沉着。这也使得大部分的男性面部看起来(感官年龄)比实际年龄要大一些。

男性的皮肤保养始于认真的面部清洁,80%的男性属于油性肌肤,还可先用热毛巾敷 3~5 分钟后再进行洗脸,有利于面部皮脂的排出。洁面时最好使用洗面奶。清洁做好后,还要进行水、乳、霜涂抹等护肤步骤,科学使用护肤品可起到收缩毛孔、减少油脂分泌、补充水分和养分、预防皱纹的作用。另外,日常做好防晒隔离非常重要,选择合适的防晒霜并坚持使用,隔绝紫外线、污染物、电脑辐射等对皮肤的侵害。

随着社会、经济与技术的发展,关于皮肤抗衰的途径,包括注射玻尿酸、使用维A酸治疗、填充脂肪、移植干细胞等都有一定的效果。但从安全性、耐久性上考虑,注重饮食管理来预防和减缓皮肤衰老更加安全。中国医学著作《黄帝内经》中写道"五谷为养,五果为助,五畜为益,五菜为充",现代科学也已证明,营养失衡和不良的饮食习惯是导致皮肤衰老的重要原因。

四、男性抗衰老的治疗手段

关于抗衰老与永生,人类从来没有停止过探索,从大家熟知的典故:秦始皇派徐福东渡,寻找长生不老药可知,很久以来,人们就试图改变衰老的进程。

1. 男性抗衰老药物

到目前为止,还没有一款真正的抗衰老药物上市,值得关注的是科学家们已经在多种动物模型中成功改变衰老的进程,延缓与衰老相关的机体功能减弱,推迟癌症、心血管疾病、神经退行性疾病等多种疾病的发生。

世界首例"抗衰老药"——二甲双胍在 2016 年进行临床试验。一项纳入 18 万人的大规模研究发现,二甲双胍可延长 2 型糖尿病患者的平均寿命,甚至长于非糖尿病患者。二甲双胍是世界上应用最广泛的降糖药,它具有抗癌作用,也能抵御心血管疾病,还能降低糖尿病高风险人群的发病率,它能通过促进细胞中毒性氧分子的释放,从而使细胞变得强壮,延长细胞的寿命,最终缓解机体衰老,延长个体寿命。

近期,《自然·药物发现综述》(*Nature Reviews Drug Discovery*)杂志上发表了一篇关于抗衰老疗法的综述,其中介绍除了二甲双胍外,还有著名的西罗莫司和mTORC1 复合体、靶向衰老细胞、阿卡波糖、亚精胺以及 NAD+增强剂等药物都相继在动物模型中成功地延长了寿命。

西罗莫司能够有效延长小鼠寿命并且改善认知下降、心血管功能失常、牙周炎等多种生理过程,但西罗莫司的临床应用受到了其毒副作用的限制。

阿卡波糖是一种细菌产物,它能够抑制小肠中 α-葡萄糖苷酶的活性,从而减缓淀粉或双糖分解为葡萄糖的速度,在临床上被用于预防餐后高血糖、减肥和改善血糖控制。一项大型小鼠衰老模型研究中,阿卡波糖能够将雄性小鼠的中位寿命延长 22%。

亚精胺是一种天然存在的多胺,它在基因表达、细胞凋亡和自噬过程中起到关键性作用,亚精胺在酵母、线虫、果蝇和小鼠模型中都能够延长动物寿命,在细胞培养中也能够提高人类免疫细胞的生存。

NAD+是一种催化细胞代谢功能的辅酶,在小鼠模型中补充 NAD+水平可以延长动物健康生活的寿命,但 NAD+不会被细胞吸收,无法直接补充,科学家们利用NAD+的合成通路,补充其前体物质来达到提高 NAD+水平的目的,目前还在研究的有烟酰胺核糖(NR)和烟酰胺单核苷酸(NMN)。

衰老细胞是人体中细胞周期停滞的细胞,不能继续分裂也不会死亡,据研究显示,衰老细胞仅占细胞总数的 15%,如果使用手段能够直接清除衰老细胞将具有广阔的前景,已有相关的药物处于临床中,如 Unity Biotechnology 公司开发的 UBX0101(衰老细胞裂解剂),被用于治疗骨质关节炎患者。

2. 干细胞与男性性功能障碍

男性比女性更容易被与衰老相关的疾病困扰,尤其突出的是中老年男性中前列腺增大问题显著增加,极大影响了生活质量。另外,男性性功能障碍还是心血管疾病重要的警报,勃起功能是男性健康的"风向标"。

在日常生活中,男性应更注意以下几个方面:(1)饮食均衡,需要戒烟、限酒,并根据自己的体质健康饮食,多吃粗粮和蔬菜;(2)坚持运动健身,控制体重;(3)拥有良好睡眠,避免熬夜保证充足的睡眠时间;(4)拥有良好心态,学会缓解压力;(5)坚持护肤,根据不同肤质进行护肤,注重清洁和防晒;(6)职场健康,"工作狂"不是好现象,警惕"职业病",健康工作餐,巧吃"应酬饭";(7)生活有序,健康筛查,防患于未然;(8)性爱和谐,男性需要适度的性生活,关注两性关系,不要忽视性生活中的细节问题。

除了以上日常生活中的预防措施外,在男性追求补肾壮阳的历史长河中,有"食谱壮阳理论",如生蚝、牛鞭、海参、松茸菌、象拔蚌、犀牛角等,被商家通通包装成壮阳圣品,而这些所谓的圣品却没有一个被科学验证过有明确的壮阳效果。20世纪90年代蓝色药片伟哥腾空出世,其主要成分为西地那非(Sildenafil),的确可以帮助阳痿的男性暂时恢复阴茎正常的充血勃起,进而顺利地进行性生活。但它的效果是一次性的,维持时间也非常短暂,长期使用也可能会导致耐药现象。

随着医学技术的发展,目前已有多项临床研究表明利用干细胞进行干预可以有效改善男性身体状态,对于ED的治疗安全有效。干细胞不仅可以促进阴茎海绵体血管再生和神经修复,还可从根本上增加阴茎背动脉向阴茎海绵体供血速度和供血量,增强勃起硬度。丹麦欧登斯大学医院Martha Haahr博士的研究团队在第32届欧洲泌尿外科协会年会上报道,使用脂肪间充质干细胞治疗ED的I期临床试验结果。研究者评估了21例接受前列腺癌根治术后勃起障碍治疗失败的男性患者,这些志愿者患者使用任何一种磷酸二酯酶-5(PDE-5)抑制剂都无法勃起,如西地那非、他达拉非或伐地那非等。研究者在患者腹部抽取、提取的自体脂肪间充质干细胞,输注至患者海绵体内进行治疗,结果发现,21名患者ED症状均获得了不同程度的改善,38%的患者勃起障碍完全恢复正常。

2018年一项阴茎海绵体内自体骨髓间充质干细胞治疗糖尿病性勃起功能障碍患者的I期临床试验在 *Urologia Internationalis* 上发表,这是首次人体试验证实干细胞治疗糖尿病性勃起功能障碍安全有效。项目中共有4例糖尿病难治性ED患者接受治疗,期间共进行2次自体骨髓干细胞注射,治疗后患者的勃起功能、性欲、总体满意度均有显著改善。

　　近期,华南理工大学施雪涛教授、美国俄克拉荷马大学毛传斌教授、广州医科大学附属第三医院安庚医生等在《自然·通讯》(*Nature Communications*)杂志上表发了一项关于3D打印结合干细胞技术,来重建海绵体损伤的研究成果。研究者们构建了一种表面负载肝素涂层的3D打印水凝胶支架,并在其中植入了缺氧诱导因子(HIF-1a)突变的肌源性干细胞,制作成生物工程血管化海绵体支架。文章中报道他们通过该支架修复了兔海绵体缺损,在4个月内成功恢复了兔阴茎的勃起和射精功能,使雄兔成功恢复了生殖功能。

　　　　　　　　　　　　　　　　　　　　　　　　　　师传胤

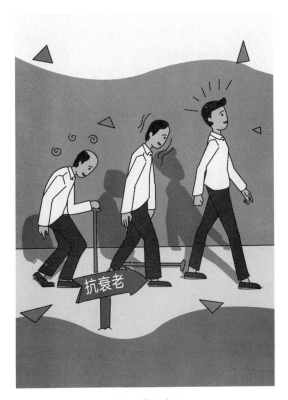

(插画黄弘毅)

第十二章　男人的皮肤管理

护肤早已不是女性的专属话题，在潮流文化、美学教育及消费升级的共同影响下，越来越多的男性开始认为皮肤护理是日常生活中不可或缺的一步。有研究数据显示，在 90 后男性人群中有八成以上的表示有使用护肤品的习惯。

在男性护肤越来越成为主流的时代，如何选择适合的护肤品成了很多男性的烦恼。随手拿起女朋友或妈妈的保养品可以用吗？有必要选购那些专门的男士护肤品吗？琳琅满目种类繁多的护肤品该如何挑选呢？

从皮肤结构上来说男性和女性的皮肤并无不同，但由于雄性激素影响，男性皮肤的出油量也明显更高，皮脂腺发达。因此男生往往更容易有毛孔粗大、痤疮痘痘的困扰。不过男性肌肤也有自身的优势，由于男性皮肤的厚度比起女性来一般要多出 25％～40％，所以男性真皮层中的胶原蛋白纤维通常更粗壮和密集，从而让男性皮肤衰老得更慢。但由于忽略了正确的护肤观念，大多男性的皮肤年龄往往看起来反而大过实际年龄。所以在这给到男性的第一个护肤建议是，比起产品性别的选择，产品功效和护肤步骤的选择更为重要。

那到底该如何找到适合自己的护肤方式和产品呢？就让我们一起来解析。

一、男性护肤的第一步：洗对脸很重要

如果要统计男性拥有率高和使用频次最多的护肤品，洗面奶绝对是当之无愧的第一名。洗脸看起来是一件十分简单的事，但却也是男性护肤中的最大盲区之一。甚至可以说选对了洁面产品和用对了洁面方法，男性的护肤也就成功了一小半了。

那该如何从市面上五花八门的洁面产品中选到适合自己的呢？虽然每个人的皮

肤状态和问题各有不同,但仍有一些通用法则可以帮到大家。

皂基洁面——油性肌肤及夏季的夜间选择

皂基类的洁面几乎垄断了绝大部分男士洁面产品,它凭借强悍的去脂清洁能力和干涩清爽的使用感获得了大部分男性用户的喜爱。所谓皂基类洁面不仅限于肥皂、洁面皂等带皂字的产品,而特指以"脂肪酸＋碱性成分"这样的特定搭配作为清洁剂的洁面产品,所以很多洗面乳、洁面膏等质地的产品也可能是皂基洁面。要如何分辨其实很简单,大家拿起家中的洁面产品看一下背后的中文标签,如果成分表中有:硬脂酸、肉豆蔻酸、月桂酸等脂肪酸,及氢氧化钾或氢氧化钠等碱性成分,那毫无疑问这只产品就是标准的皂基类洁面了。

为什么只建议油性肌肤和夏季的夜间选择皂基洁面呢？就是因为它"把脸洗得太干净了"。作为阴离子清洁剂,它会和皮肤表面的蛋白质和脂质发生相互作用,从而更大可能地让皮肤表面在清洗后出现干燥和刺激的现象。同时,因为添加了大量的碱性成分,皂基类洁面明显呈碱性,pH值过高也会干扰到皮肤的正常屏障功能。

二、男性护肤的第二步：爽肤水为美好加分

说完了至关重要的第一步——清洁,就到了皮肤保养的第二步——爽肤水,它们大多质地清爽,那些专为男性设计的爽肤水中大多还会添加薄荷等会带来清凉肤感的成分,这样讨喜的使用感也让爽肤水成了洗面奶外最受男性追捧的护肤产品之一。

功效角度而言,爽肤水的主要目的就是即刻为皮肤角质层补充水分,快速地缓解洁面后皮肤干燥,同时,有些为男性设计标注了须后可使用的爽肤水中还会含有酒精,起到杀菌消炎的作用。爽肤水更像为美好加分的一步,在基于补水保湿的基础上,各品牌还会添加各类保养成分作为附加值,但往往浓度都不会太高。所以在爽肤水的选择上大家丰俭由人,选择自己喜爱的品牌、喜爱的香味和喜爱的触感就可以了。

三、男性护肤的第三步：进阶护肤选精华

接着我们来到了男性皮肤管理中进阶的一步——精华。为什么说精华属于进阶级别呢？因为对于大多偏爱简单方便的男性来说,精华这一步过于复杂和麻烦了。相较于前面提到的洁面和爽肤水,有使用精华习惯的男性比例大大减少。但精华这

一步骤却恰好是对皮肤管理起到决定性作用的一步。大多护肤品牌制造商都会把最有效的核心的成分及工艺运用到这类产品中去。所以如果你已经发生了一些皮肤的问题，想通过保养来进行改善，或者你想通过保养让自己看起来更年轻，那接下去的部分你可要打起精神仔细看了。这里会从功效和成分分类，让男性在挑选精华产品时更有的放矢找到真正适合自己的产品。

1. 保湿精华

20 岁左右的年轻男生的选择，或者皮肤会出现痒、紧绷、皮屑等干燥问题的干性肌肤男性的不二之选。

保湿精华中最基础的保湿成分为元醇保湿剂，比如大家耳熟能详的甘油（丙三醇）等就归于此类，当你在产品的成分表中看到丙二醇、丙三醇、丁二醇等就是它们了。它们作为亲水性的物质，在较低湿度范围内具有结合水的功效，通过产品与周围空气之间水分的交换使肌肤维持在一个较高的含水量，起到"补水"的作用。

当你想选择更为高阶的保湿精华时，那玻尿酸这个名字你一定不会陌生。作为近几年最为流行的保湿成分，它的出现大大提升了保湿精华的功效性。玻尿酸也称之为透明质酸，它是一种酸性的黏多糖，透明质酸原本就广泛存在于人体各个部位之中。我们皮肤中就含有大量的透明质酸，它在我们的表皮、真皮之中，具有非常好的保湿功效。除了基本的保湿功能外，透明质酸还可以加速皮肤组织的愈合，起到修护的作用。

2. 控油祛痘精华

痘痘肌肤及油脂分泌过甚肌肤的急救之选。在说这类产品之前，一定要和广大男性同胞强调痤疮，也就是我们常说的痘痘是一种皮肤病，如果你的痘痘持续了一段时间并且面积较大，那你需要做的不是购买祛痘的护肤品，而是要直接去医院寻求医生的帮助。如果只是偶尔冒出一两颗烦人的痘痘，那这里教你的选择方法会对你有帮助。

市面上常见的祛痘精华产品可分为两大类，一类以各种植物萃取和精油为主，茶树、甘草、苦参等都是常见的植物祛痘成分，一般该类成分的祛痘精华相对较为温和。如果你是干性或者敏感性皮肤的男生，在偶发非脓肿型的痘痘的时候，可以选择。

第二类是以水杨酸、杏仁酸等为主要成分的祛痘精华,水杨酸作为脂溶性成分,在疏通毛孔、调理角质等方面优势明显,同时,水杨酸还具有良好的消炎和抗菌效果,对于痘痘肌肤也有积极的作用。但随之而来的是水杨酸的刺激性也较强,同时对于产品的酸碱度要求也较高,需要在 pH 值低于 3 的情况下才能起到较好的效果。所以如果你属于油性肌肤并且有较明显的脓肿型的痘痘,那可以局部试用含有水杨酸类的祛痘精华。

而对控油精华,产品中多含有大量的粉末类成分,通过物理吸附的防晒将油脂附着于粉末表面从而在视觉上起到让皮肤哑光清爽的作用。对于油性肌肤如需出席一些重要场合想让自己看起来更加干净清爽,不妨选择此类产品。

3. 抗老精华

这是皮肤管理中最重要的话题之一。不管男女对于大多数人而言,都希望自己可以衰老得慢一些,看起来年轻一些。而在抗衰老方面男性天生就占有一些优势。但当你放眼身边,却往往发现女性比同龄男性看起来更年轻,这便是皮肤管理所发挥的作用了。

这里会罗列一些抗老精华中最主流且被验证效果较显著的成分,它们可以以高浓度单独出现,也可以复合以配方的形式出现。只要在产品的成分表中看到它们的身影,那你离年轻又近了一步。

(1)视黄醇

最经典的抗老成分,说到抗衰老就一定绕不开它。视黄醇也叫 A 醇,它是维生素 A 的衍生物,同为衍生物的还有 A 酸、A 酯、A 醛。这些衍生物都需要在皮肤内转换为 A 酸发挥作用,但 A 酸直接使用在皮肤上刺激性较大,所以不被允许添加在护肤产品当中。各类 A 酸的衍生物便孕育而生,其中又以 A 醇也就是视黄醇转换率最高效果最为明显。

视黄醇为脂溶性成分,它被证明可以有效刺激角质形成细胞和内皮细胞的增殖并激活纤维细胞再生,从而改善肌肤的皱纹和紧致度。所有对于已经产生明显老化迹象的男性来说,含有视黄醇的精华是非常推荐的选择。

(2)抗坏血酸

看到"抗坏血酸"这个名字也许大家会觉得陌生,但它的另一个名字应该无人不知——维生素 C。作为全能型选手,Vc 的身影几乎从不会在抗老精华中缺席。

在 Vc 的众多功效中,最被人所熟悉的首当其冲是抗氧化效果。氧化反应是肌肤老化的主要元凶之一。氧化反应会引起皮肤中蛋白质的分解、引起皮肤的炎症反应，从而导致肌肤出现老化现象。而 Vc 作为抗氧化剂可以通过供给电子和中和自由基来保护细胞内结构免受氧化应激反应。其次，实验数据表明较高浓度的 Vc 还可以促进胶原蛋白和弹性蛋白的合成，使肌肤更具弹性及紧致。

除了抗衰老功效外，Vc 在美白上也是一把好手。它可以抑制酪氨酸酶活性，并且还能作为多巴醌的还原剂，在抑制黑色素和均匀肤色等方面都表现突出。所以，对于想要抗老化的同时又想要美白或淡化痘印需求的男性，Vc 是温和又高效的选择。

（3）烟酰胺

新晋的网红成分烟酰胺，也就是维生素 B_3。它和维生素 C 一样也是维生素大家庭中的一员猛将。同时兼具了抗老、美白、控油、祛痘、修护屏障的功能。烟酰胺是最常被运用在护肤品中的抗老成分之一，研究表明烟酰胺能控油改善面部光老化现象，改善皮肤皱纹、发黄和弹性。同时，对于肌肤油脂分泌旺盛且容易长痘痘的男性而言，烟酰胺也同时具有抑制油脂分泌改善玫瑰痤疮的作用。所有对于油性肌肤或有痘痘困扰的男性想要选择抗老产品，烟酰胺是不错的选择。

（4）玻色因

对于热衷护肤的男性来说，"玻色因"这三个字一定不陌生，但对于大部分对护肤没有研究的男性，这三个字也非常值得和大家一起来科普。玻色因凭借温和且显著的抗老功效在近几年异军突起。玻色因来自山毛榉树中提取的木糖转换生成，它可以激活黏多糖和蛋白多糖，促进透明质酸和胶原蛋白的生长，提高真皮与表皮间的黏合度，帮助维持真皮的弹性，预防皮肤老化现象的产生。最难能可贵的是相较于经典的抗老成分，它非常温和，几乎没有明显的刺激性。所以对于敏感型肌肤的男性非常推荐选择含有玻色因成分的精华作为抗老首选。

四、男性护肤的第四步：熟悉又陌生的面霜

在精华篇之后，面霜也是护肤保养中绕不开的话题。面霜在皮肤管理中最基础的作用便是锁水保湿和增强屏障。就如同为水杯加上盖子即可以避免水分从肌肤中流失，又可以隔绝外界的伤害进入皮肤。不同于精华部分提到的保湿，面霜的保湿更倾向于锁住皮肤内的水分，所以面霜类产品往往会添加油脂类成分来发挥锁水的作用。常见于面霜中的油脂类成分既有凡士林、矿物油等化工衍生物，也有植物油，例如：乳木果油、白池花籽油、荷荷巴油等。

伴随着人们对美的追求不断提升,面霜除了基础的保湿锁水功能外也不断在进化,追求高机能多功效的面霜也成了主流。但百变不离其宗,在选择功能性面霜的时候完全可以参考在精华篇中提供的选择建议,这些有效成分依旧适用于面霜这类产品。

五、男性护肤的第五步:最关键的一步是防晒

如果一生中只能拥有一件护肤品,那就选防晒霜。导致皮肤老化的所有的外源因素中,紫外线的伤害值是最大的。紫外线对皮肤会造成多种伤害,在不采取任何防晒措施的情况下,皮肤在强烈的阳光下晒到 15 分钟左右以后就会被晒红,如果继续晒的话会灼痛、脱皮。尤其是阳光中的 UVA,它借着波长比较长、穿透能力强的本领,可以穿透皮肤表层,深入真皮以下组织破坏胶原蛋白、弹性纤维等皮肤内部的微细结构,令皮肤松弛衰老产生皱纹。

由于男性户外活动的时间大多较长,所以防晒就显得格外重要了。因为在强力的紫外线暴晒后,除了老化晒黑外,甚至还会引起一些异常的皮肤反应,例如:多形性日光疹、光化性痒疹、种豆样水疱病、慢性光化性皮炎、日光性荨麻疹等,如果发生这些问题就只能去医院寻求帮助了。

涂抹防晒产品是一种有效的保护手段,市面上的防晒产品成分可分为两类:物理防晒和化学防晒。物理防晒主要是通过防晒剂对紫外线的散射作用减少紫外线对皮肤的直接照射,从而起到防晒效果。而化学防晒剂能吸收使皮肤产生红斑的中波紫外线和使皮肤变黑的长波紫外线,从而防止皮肤被晒红、晒黑。目前市面上大多防晒产品都采用了物理加化学的复合配方,这样一来不仅可以克服单一防晒剂在广谱性和防晒效果方面的不足,还能更好地发挥多个防晒剂之间的协同互补效应。此外,复合配方使用还可降低防晒剂用量,减小产品对皮肤的刺激性。

只要掌握这五步,恭喜你已经成功晋级为护肤行家。但如果这五步都让你略觉烦琐,想知道有没有更简单的方式。那简单的三部曲也是护肤入门不错的选择。第一步:清洁,对于油脂分泌旺盛的男性来说还有什么比把脸洗干净更重要的呢。第二步:保湿修护,油性肌肤可以选择精华类产品,干性肌肤建议选择面霜类产品。不管哪一种都兼具保湿的功效,精华质地更为轻盈舒适对于油性护肤友好,面霜类封闭性更强适合干性肌肤使用。最后第三步:防晒,白天出门一定记得涂抹防晒霜,预防优于治疗,避免紫外线对肌肤伤害才是护肤正道。

王辰冬

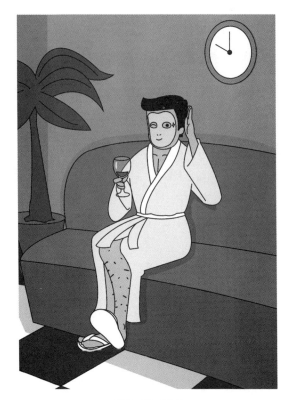

(插画黄弘毅)

第十三章　健康的运动

一、健康与运动

健康是指一个人在身体、精神和社会等方面都处于良好的状态。健康包括主要脏器无疾病，身体形态发育良好，体形均匀，人体各系统具有良好的生理功能，有较强的身体活动能力和劳动能力等。传统的健康观是"无病即健康"，随着社会经济的快速崛起，人们的生活水平得到了很大的提高，如今我们的生活方式也发生了很大的变化，现代人的健康观是整体健康，所以对于现代人而言健康的内容包括：躯体健康、心理健康、心灵健康、社会健康、智力健康、道德健康、环境健康等。健康是人的基本权利。健康也是人生的第一财富。

健康观念的发展变化，说明了人类对健康的重视程度和人们追求生活质量的意识不断提高成正比增长，正如"HELP"这一单词各字母所示，"H"代表健康，健康的运动习惯是机体之本；"E"代表所有人，每一个人都养成良好的运动习惯，形成好的风气，才能影响到更多的人；"L"代表人的一生，运动习惯的养成不是一时之举，而应是长期的、嵌入人一生的行为；"P"代表个人，良好的运动健身习惯应因人而异，循序渐进地展开。2007年教育部长周济也提出了："每天锻炼一小时，健康工作50年，幸福生活一辈子"的口号。可见，健康对于我们每个人来说都是非常重要的，在现实生活中，保持身体健康的方法有很多，除了要控制自己的饮食、保持身心舒畅之外，每天坚持必要的运动对健康的影响深远。

2014年10月，中国将全民健身上升为国家战略。习近平总书记亲自谋划和推动全民健身事业，把全民健身作为全面建成小康社会的重要组成部分，更好发挥全民健身在实现中华民族伟大复兴中国梦中的积极作用。

二、运动健身的意义与影响

生命在于运动,要使身体健康,适量的运动必不可少。适量的运动可以增强人体各器官和系统的功能,提高机体的适应能力,使人的体质在运动中不断增强,从而提高身体对疾病的抵抗能力,其意义不言而喻。

1. 对新陈代谢的影响

健康、适量的运动能促进体内组织细胞对糖的摄取和利用,改善机体对糖代谢的调节能力;长期、适量的运动能提高机体对脂肪的动用能力,为人体进行各种活动提供更多的能量来源。

2. 对运动系统的影响

坚持运动锻炼对骨骼、肌肉、关节和韧带都会产生良好的影响,人体所进行的各种运动是在神经系统的支配下进行肌肉的收缩和放松,牵动骨骼去完成动作的。经常进行运动锻炼能加快血液循环、促进骨骼发育、防止骨质疏松等。

人体的一切活动都需要通过肌肉收缩进行,通过适当的运动健身,提高了肌肉的收缩能力,增强了韧带和肌肉的伸展性、弹性,还可以增强肌肉力量,提高伸展能力和关节活动能力,能更好地防止肌肉、韧带的拉伤和撕裂。

3. 对心血管系统的影响

保持健康的运动习惯可增加心肌细胞内蛋白质合成,使心肌收缩力量增加,加快血液与组织液的交换,改变血脂质量,有效地防治冠心病、高血压和动脉硬化等疾病。

4. 对呼吸系统的影响

大量实验表明,持有良好运动习惯的人肺活量值高于不运动群体,运动由于加强了呼吸力量、增加了呼吸深度,可以更有效地锻炼到肺部机能。

5. 对消化系统的影响

运动锻炼可以加速机体能量消耗的过程,运动后会促进人体消化系统的功能变化,使食物更好地被消化和吸收。

三、运动健身的原则

运动健身是指根据机体需要选择和运用各种运动项目手段,遵循循序渐进、适量负荷的运动健身原则,发展身体机能、增进身体健康、增强体质水平、调节精神和丰富文化生活为目的的活动。

1. 运动健身的原则

运动健身需要在循序渐进和适量负荷的基础上开展活动,下面对两项主要的健身原则进行分述。

(1)循序渐进原则:循序渐进是指人体各器官系统的功能有一个逐步适应的过程,所以运动量要由小到大,运动的持续时间、距离、次数、速度、频率和强度等要逐步增加,运动内容和方法也要由简到繁,要遵循循序渐进的运动健身原则。

(2)适量负荷原则:此外,适量负荷是指运动锻炼要承受适宜的生理负荷。因为运动效果很大程度上取决于运动刺激的强度。运动负荷太小对机体的刺激轻微,不足以引起人体生理功能的变化,反映在结果上即是运动效果不佳。相反,运动量过大,过度刺激身体,反而会有损健康,引起运动性疾病。

那么如何衡量运动负荷是否合适呢?首先我们需要知道机体的最高心率是多少。因为直接测量比较困难,一般采用(220-年龄)的公式来估算每分钟的最高心率。如:20 岁大学生的最高心率公式为 220-20=200 次/分。之后再采用"心率百分数"方法进行测量,有氧运动为运动者最高心率 70%~80%的强度,无氧运动为最高心率的 90%以上强度进行运动。如:20 岁的有氧适宜负荷量应控制在心率(220-20)×(70%~80%)=140~160 次/分钟的范围之内。

2. 运动健身方法

科学的运动方法能使运动效果事半功倍,因此掌握合理、科学的运动健身方法是十分重要的。

(1)重复运动法:重复运动法是指在相对固定的条件下,根据完成动作的基本要求而进行反复练习的运动方法。需要根据不同的运动项目,科学地选择重复的次数、时间、练习的负荷强度,需注意克服厌倦情绪,防止机械呆板动作造成不理想的运动效果。

(2)间歇运动法:间歇运动法是指严格规定每次运动的内容、强度和休息时间,在身体各器官未能得到完全恢复的情况下就开始进行新一轮的运动方法,也是提高运动效果的一种常用方法。一般情况下,负荷强度越大,休息时间越长。相反,运动强度越小,休息时间越短。

(3) 变换运动法:变换运动法是指有目的地变换内容、强度和环境等条件而进行运动的方法。交换运动法可以有效地调节生理负荷,提高运动时的兴奋状态,克服疲劳和厌倦情绪,如能配合音乐同时进行,能更好地转移注意力,使机体更好地产生适应性的变化。

(4) 循环运动法:循环运动法是指由不同的运动内容配成一个大组,按照一定的顺序循环、重复的运动方法。此方法必须严格控制运动负荷和强度,最好利用相互补充作用的内容搭配练习,起到综合发展,全面提高的运动效果。

四、男性喜爱的各类运动项目

随着近年来我国经济发展提高,运动场馆、场地的普及,结合男士性格、体能等特点推荐几项合适的健康运动供各位读者参考。

1. 马拉松运动

(1) 项目介绍:田径运动被称为"运动之母",是人类社会在长期的社会实践中发展起来的,由走、跑、跳、投等运动组成。其中,马拉松运动作为近年来非常热门的运动,受到很多青中年成功男士的青睐。马拉松原为希腊的一个地名,公元前490年希腊军队入侵,传令兵菲迪皮德斯(Pheidippides)从马拉松跑到雅典,报告胜利消息后力竭而亡,为纪念该事件设立了"马拉松"比赛项目,项目全长42.195公里。

(2) 推荐的训练方法。一般马拉松的训练方法有:① 超过26公里的长距离跑步训练;② 18～26公里的中长距离跑步训练;③ 提高有氧为主要目的的训练;④ 以耐乳酸为目的的跑步训练;⑤ 间歇跑训练等训练方法。

① 长距离跑步训练:长距离跑步主要是以提升机体的耐力为训练目的。该训练的配速应是比赛标配速的80%～90%的强度。对于大多数跑者来说,配速应达到最大心率的75%～85%。只有保证在此强度和心率下,才能达到长距离训练应有的效果。

② 中长距离跑步训练:中长距离跑步训练目的是为了维持较高强度的持久能力。这种训练强度和最大心率方面都应高于长距离跑步训练的最高值。需要注意的是,中长距离训练时一定要结合个人状态,注意不要把速度提得过快。

③ 有氧训练：有氧训练跑的目的就是为了通过训练量的增加来提升有氧能力，也就是我们所说的拉量。对于普通跑者来说，有氧跑的最佳强度应该是在马拉松目标配速的 75% 至 85% 之间，在这个配速下跑者的心率一般为最大心率的 70% 至 80%。

④ 耐乳酸训练：耐乳酸训练是一种强度较大的训练方法。指至少 20 分钟是以乳酸阈值配速进行训练的节奏跑。对于跑者来说，最大心率应达到 80% 至 90%。因为训练前一般需要 3 至 5 公里的热身，结束之后要安排 10~15 分钟的放松。

⑤ 间歇跑训练：间歇跑训练距离应该在 400 至 1 600 米之间，通常情况下是以 5 公里分段配速训练。间歇训练对心脏的改善作用主要来源于每次训练当中的休息期。最初的间歇训练，是在 30 至 70 秒的时间里让运动员心率保持在 170 至 180 次（1 分钟）之间，在休息阶段，再让队员的心率下降到 120，在这样的基础上循环往复。

2. 球类运动项目

球类运动包括了篮球、排球、足球、羽毛球、乒乓球、网球、棒球等竞技项目，还包括台球、毽球等民间娱乐性较强的运动项目。球类运动中大都包含了跑、跳、投等动作，比赛中变化莫测，极具对抗性、趣味性、集体性、娱乐性，是广受男士喜爱的运动类别。此类运动对于男性的速度、灵敏性、耐力、力量、协调及弹跳等身体素质发展起到关键的作用，是广大男性青壮年喜爱的健身项目。

（1）足球

① 项目介绍：足球运动我国可以追溯到两千年前的汉朝，当时风靡的游戏名称为"蹴鞠"，2001 年国际足联宣布古代足球起源于中国的临淄，而现代足球运动起源于英国。男女足球分别于 1900 年第二届奥运会和 1996 年第二十六届奥运会列为比赛项目。

② 足球基本技术：起动、跑动、急停、转身、跳跃、位移、假动作等无球技术和踢球技术（脚内侧踢球、脚背正面踢球、脚背内侧踢球、脚背外侧踢球）、点球技术（拉挑球、脚背正面颠球、大腿颠球）、接球技术（脚内侧接球、脚底接球、脚背外侧接球、脚背正面接球、大腿接球、胸部接球、腹部接球）、运球技术（脚内侧运球、脚背正面运球、脚背外侧运球、脚背内侧运球、拨球、拉球、扣球、挑球、颠球）和过人技术（高速突破、身体掩护、变速运球、穿裆球、技术组合）等有球技术。

③ 推荐的训练方法

a. 传接球练习：多人、分形式脚内侧互相传球、脚外侧互相传球。多人、分形式的脚背踢球传、脚外侧停球。用脚内侧或脚外侧凌空踢球,增加球的旋转。接、踢反弹球。

b. 小组传球练习:圆圈抢球的基本练习形式。5~8人一组,围成一圈,1~2名队员在圈中防守,周围的队员相互传球,圈内的队员阻截抢断。如传球被抢断或传球出界,被抢断的队员或踢球出界的队员将替换圈内的队员。

c. 攻防练习:通过两队攻防演练练习队员在场上的位置感,强调球场上减少位置空荡和补位意识,锻炼球员间的默契程度。

(2)羽毛球项目

① 项目介绍:羽毛球是项室内外都可以进行的小型球类运动。起源于印度,发展在英国伯明顿庄园,英文名"Badminton"。羽毛球运动1920年前后传入我国,现在羽毛球运动已达到世界顶尖水平。1992年巴塞罗那奥运会上正式列入奥运会项目。

(2)羽毛球的基本技术。握拍方法、发球方法、击球方法、移动方法。握拍方法主要由正手握拍和反手握拍法。发球方法主要由正手发球和反手发球组成。其中正手发球,包括高远球、平高球、平快球、网前球。

③ 推荐的训练方法:可以将羽毛球分为练球与打球分别进行练习。练习方法包括对角线高远球、直线高远球、直线斜线劈吊球、网前球、扣杀与接扣球的练习。

a. 对角线高远球:一般两人一组,反复打对角高远球,目标为后场边角,熟练后可练一些后场平高球。

b. 直线高远球:两人一组,沿边线反复打高远球,目标为后场边角,熟练后可练一些后场平高球。

c. 网前球:20只球为一组,一人手抛,一人搓或勾或扑,二人交替进行,多组重复练习。

d. 直线斜线劈吊球:两人一挑一劈吊,挑球一方尽量将球到位,目标后场边角尽量高些,劈吊方的练习开始要追求质量,熟练后逐步加速。

e. 杀球接杀球:刚开始杀球方不要追求力量,先强调落点,准确性提高后,逐渐加力。接杀方可进行挡垫网和绷后场的练习,挡垫网时注意拍面的控制,要追求质量,同时手臂不要过于紧张。绷后场球时,击球点要尽量靠前一些,绷球时挥拍幅度不宜过大。

(3)乒乓球

① 项目介绍:乒乓球又叫"桌上网球",是由于球发出"乒乓"声而称为"乒乓球",于19世纪起源于英国,英文为"table tennis"。1926年国际乒乓球联合会正式成立,

1959 年荣国团获得第二十五届世界乒乓球锦标赛冠军,中国队以"快、准、狠、变"的风格技术达到世界巅峰水平。

② 乒乓球技术。握拍技术、发球技术、接发球技术、推挡球和攻球技术。乒乓球的基本战术包括:发球抢攻战术、接发球战术、搓攻战术、对攻战术、拉攻战术、削中反攻战术、弧圈球战术。

③ 推荐的训练方法:

a. 发球练习法:首先进行动作模仿,熟练后在球台上进行发球练习。

b. 接发球练习:首先要判断好对方接发球的落点,迅速移步后接发球。练习接发球时,发球方发什么种类、旋转、落点变化的球,皆应听从接发球者的意见。如:单一发、接练习。目的是集中精力熟悉一种发球;规定一套发球变化的规律(如,一长一短、一转一不转等),训练接发球的判断能力等。

c. 接发球结合以后技术的练习:接发球内容的练习中,加入规定发球种类、落点或旋转的发球。摆速练习时,加入接右近网的右侧上旋发球,不仅增加接发球机会,还训练了接发球与后面技术的结合能力等。

d. 扣球技术:乒乓球扣球技术的判断要根据来球的击球点是否处于高点,如位置合适也可以在球的上升期击球,击球时应该借助腰椎的力量来增加扣杀的力量。

此外站位需要判断来球的长短而定,来球短应该站在近台,来球长应该站在中远台。这条手臂要随着腰部的主动而向后拉,借以拉大球拍和来球的距离,便于加速和发力。前臂与地面接近平行,拉开手臂与上身,使之保持适当的距离。球拍应该触球的中上部,不必制造弧线,以免出界。

(4) 高尔夫球

① 项目介绍:高尔夫球起源于 15 世纪的苏格兰,早期的高尔夫球多在王公贵族中进行。19 世纪 20 年代,高尔夫运动传入亚洲,高尔夫球传入中国则是在 1896 年,其标志是中国上海高尔夫球俱乐部的成立。高尔夫球运动的名称也是来源于苏格兰语"Gouf",为"击、打"之意。高尔夫球运动由球、球杆和场地三个部分组成。其中,高尔夫球一般是用橡胶制成的实心小白球,表面均匀地布满微凹,有利于稳定飞行和提高准确性。其次,高尔夫球杆由杆头、杆身和握把三部分组成,其长度一般在 0.91~1.29 m。根据击球远近不同的需要,每个选手最多可带 14 根球杆进场。高尔夫球场由草地、湖泊、沙地和树木等自然景观组成。一个标准的高尔夫球场占地 60~100 hm²,一般包括 4 个 3 杆洞、10 个 4 杆洞和 4 个 5 杆洞,共 18 个球洞。根据 18 洞球,划分为 18 个大小不一的场地,每块场地均由发球台、球道、果岭和球洞 4 部分

组成。

② 推荐的训练方法

a. 站姿：高尔夫运动的基础是站姿，击球动作等都是在正确的站姿下进行，合理的站姿也是确保击球准确性和发力度的基石。高尔夫球合适的站立姿势是击球时右脚方方正正地抵着假想中与弹道平行的一条线呈90°。左脚向外开1/4，同时两腿最合适的分开距离就是保持与肩部同宽。

b. 击球时腿部动作：两脚并拢站直，两脚分开，稍微屈膝。逐步练习从胯部开始倾斜（而非腰部），此过程必须保持背部伸直。检查这个动作是否正确，可以检查你腰带的角度。若腰带同地面平行，那说明你没有从胯部开始倾斜；若腰带向地面倾斜，则动作正确。

c. 挥杆动作：首先挥杆动作由瞄准、上杆、转身、移重心、下杆、随挥、收杆动作组成。其中，瞄准时注意肘部处于髋部内侧，这样有助于使肩部与目标垂直；上杆时将手臂与球杆一起沿目标线往后带，杆头处于胸部前方、双臂之间，杆头处于正确的平面；转身时，以脊椎为中心，左肩旋转至下巴下方，在上臂与身体的夹角不变之下，左手自然伸直往右上方推出；转移重心时，重心由右腿内侧，轻移至左腿内侧同时右肩下沉，右肘带到右肋前方，进入"击球准备位置"。下杆的过程中保持腕部屈腕动作不变，直到进入"击球准备位置"。大约手腕到达腰部之后，才释放手腕，使杆头方正地通过击球区，借以得到最快的杆头速度。随挥时身体姿势为重心在左腿上方，右脚膝盖靠向左腿，脚尖点地右肩下沉，身体跟上，旋转到向着目标，当杆头位在左膝盖高度时杆趾部应指向天空。当杆头刺穿过球位后击球动作已经完成，然后借由惯性，随着手肘的弯曲而逐渐往上移，同时大腿并拢，右脚鞋带朝向目标，进入最后收杆的姿势。

3. 塑体与器械健身运动项目

塑体与器械健身运动是以身体练习为基本手段，运用专门、科学的方法进行锻炼，以塑造健美体形、优美姿态、高雅气质以及增强体能和健康为目的的体育运动。塑体与器械健身运动对健康的作用包括：塑造健美的形体，培养优雅的气质；调整心理，陶冶美好情操；强身健体，防治疾病。

（1）男士塑体基本姿势

a. 男士的基本站姿：头正、颈直、下颌微收，嘴唇自然闭合、两眼平视前方，面带微笑，挺胸收腹、两肩下沉、双臂自然下垂，两腿挺直、脚跟并拢。

b. 男士的基本坐姿：应为入座时，抬头颈直，下颚微收，目视前方，挺胸立腰，双肩平正放松,上体与大腿、小腿均呈 90°,两膝自然并拢,两脚平落在地,足尖向前,臀部均可坐在椅子的 2/3～1/2 处,男生可双脚分开,宽于其肩,双手可分别放置于两大腿上。

c. 男性走路姿势:上体正直、抬头,颈部自然挺直、下颚微收,两眼平视,挺胸收腹,立腰。迈步时大腿带动小腿,脚跟先着地,再过渡到脚前掌,膝关节向前,两脚尖朝前,重心和前进方向成一条直线,两臂自然协调摆动,前摆约 30°,后摆不超过臀部的后缘。

(2)器械健身运动动作

器械健身运动与人的形体美密切相关,健身运动是形体的基础。器械健身运动的基本动作包括利用哑铃、杠铃等器械锻炼胸部肌肉、肩部肌肉、背部肌肉、臀部肌肉、腰部肌肉、腹部肌肉和臀腿部肌肉的运动方法。

① 胸部肌肉运动:卧推、哑铃仰卧飞鸟、俯卧撑。其中,哑铃卧推的正确方法,用手架起杠铃,握住杠铃杆,两手之间的距离约为肩宽的 1.5 倍。手腕要一直保持直腕,如果手腕弯曲没有保持直腕,这时手腕就会受力,很容易受伤。收紧肩胛骨、收腹挺胸、臀部不要挺起。向上推的时候,很多人肩膀上提,训练就会对胸大肌失效,而且无法操控沉重的杠铃。此外,哑铃仰卧飞鸟的正确方法:保持双肘微弯的固定角度,下放到背平面即可,上举时像抱一棵大树一样,不是直上直下,沿一定弧度推举,感受胸肌的拉伸和收缩。注意上臂与前臂之间所处的夹角,不管在举起或落下时,必须保持在 100°～120°,使哑铃处于肩、肘关节的平面连线。挺胸沉肩,并使胸大肌处于"顶峰收缩"位等。

② 肩部肌肉运动:包括杠铃颈前推举、立式飞鸟等。其中,杠铃颈前推举自然站立,也可以采用坐姿,两手握住横杠,握距比肩稍宽 2～5 厘米。训练手段有坐姿哑铃卧推和站姿卧推。坐姿推举时,选用 80°～85°靠背的长凳,后背要完全靠在靠背上。站姿将一部分压力给了下肢,相对于坐姿,站姿更多的是上、下肢协调用力,锻炼的是全身的力量。

③ 背部肌肉运动:单杠引体向上、杠铃俯身划船等。单杠引体向上的正确的训练方法:首先须找一条单杠,跳起以正手捉住单杠,双脚离地,直至支撑不到。这个简单的训练可以增强你的握力和前臂的力量,根据能力初学者可以每天一次 4 组,每组 4 至 6 次,循序渐进地练习。

④ 臀部肌肉运动:包括了杠铃弯举、哑铃弯举、杠铃臀部屈伸和屈体哑铃臀屈伸等。其中杠铃臀部屈伸的训练方法:首先肩胛骨靠在凳子上,再将杠铃放到训练者

的髂骨上方,屈膝成90°,两脚掌平踏于垫面,双手牢牢握住杠铃杆,握距大概同肩宽或比肩宽大一点。然后,双手握住杠铃背部挺直部,臀部收缩向上伸展髋关节,使身体成一条直线,至最高点后稍停,臀部挤压,然后再慢慢还原。

4. 水中运动项目

水中运动项目是在游泳运动的基础上发展起来的,现代游泳运动起源于17世纪60年代英国,1837年在英国伦敦成立了世界上第一个游泳组织,同时举办了英国最早的游泳比赛。1896年在雅典举行的第一届奥运会上,游泳项目就已经被列入正式竞赛项目。

我国游泳、水中运动的发展历史悠久,根据史料记载游泳在我国最早产生于江、河、湖、海周边地区,人们为了生产生存学习、模仿鱼类、青蛙等动物在水中游动的动作,逐渐学会了游泳。近年随着人们对水中运动的"水环境"浮力、阻力、水压等特殊物理特性认识、心血管系统改善认知的提高,和伴随着经济水平的增长恒温泳池的数量不断增长等,游泳项目和与此相关的水中运动等得到广泛发展及普及。

(1)竞技游泳

① 项目介绍:以运动员游进速度快慢论胜负的比赛项目,它包括出发、途中游、转身和终点触壁技术,以及自由泳(爬泳)、仰泳、蛙泳、蝶泳四种泳式和由这四种泳式组成的混合泳。

② 推荐的训练方法:竞技游泳的所有泳姿都应在熟悉水性、水中呼吸和漂浮的掌握下进行。熟悉水性包括水中行走等;水中呼吸包括水中连续呼吸动作及水中憋气等;漂浮动作是深吸一口气后,躯干自然伸展,漂浮于水面的动作。

a. 蛙泳:蛙泳的基本技术主要包括保持自然伸展流线型的身体姿势,腿部动作可以分解为收、翻、蹬、夹的腿蹬部技术和抓水、划水和伸臂的手臂技术。

b. 自由泳:自由泳是俯卧在水中,两脚上下交替打水,两臂轮流划水而使身体向前游行的一种游泳姿势,由于动作很像爬行,所以又称爬泳,也是速度最快的一种泳姿。自由泳技术动作包括背部和臀部肌肉保持适当紧张的流线型身体姿势,脚尖绷直,踝关节放松,两脚交替鞭状打腿和包括入水、抱水、划水、出水、移臂的手部动作。

c. 仰泳:游仰泳时,身体自然伸展,仰卧在水中,头在仰泳技术中起到舵的作用,控制身体左右移动。仰泳腿动作也是上下交替打腿,由大腿带动小腿向上用力踢水。手臂一个完整动作分为入水、抱水、划推水、出水和空中移臂等几个阶段。

d. 蝶泳:蝶泳没有一个固定的身体位置,是由于手臂的划水、空中移臂和躯干等促使身体姿势处于一个不断变化的小波浪状态。蝶泳打腿,两腿自然并拢,当两腿同时向下打水,两脚打直脚尖处于最低点后,两腿伸直向上移动。身体躯干犹如海豚一般,由腰部发力,带动大腿、膝盖、小腿最后传导至脚尖,两脚同时上下打腿。蝶泳划手是产生推进力的主要力量之一,蝶泳手臂动作也是以肩线为界线分为抱水和推水两个阶段,两臂同时经过空中向前移臂,通过高肘划水动作抱水,然后推水最后出水的动作轨迹。

（2）水中康复

① 项目介绍：水中康复是体育康复学科中的一个部分,是充分利用水的自然特性与水中运动的生理生化基础知识对练习对象进行治疗、训练,以达到练习者缩短康复治疗期,尽早恢复生活、劳动能力的一种锻炼方法。

② 推荐的训练方法：以腰痛患者为例,加强肌肉力量进行一些陆上训练,往往是非常困难的,因疼痛程度加大难以持续下去。水中健身情况则大大不同。由于水的浮力,可使人体处在近似于"失重"状态,在此条件下进行有针对性的力量及柔韧练习,可收到很好的效果并可改善腰疼状况。

水中运动方法主要有：（1）肌肉力量练习,主要进行腰、腹部的力量练习,可以在练习开始前适当进行,注意练习时应屈膝完成动作；（2）柔韧练习,主要目的是拉长肌肉韧带,加大关节的活动范围。

这些练习也是腰疼健身泳的准备活动,每个动作都应与呼吸配合起来,应该采用深呼吸,每个动作持续 8～12 秒慢慢进行。水中肌肉力量练习包括柔韧、行走、负重行走等,主要目的是加大关节活动范围,借助于人的浮力与阻力,进行肌肉力量练习,这些练习根据参加者腰疼程度适当安排,一旦腰疼比较厉害时不要勉强练习。

郭叶舟

第十四章　营养素与男性健康

营养素必须从食物中摄取,用来满足机体生长发育、生产和生活的需求,是人类生命的物质基础。根据化学性质和生理作用可将营养素分为六大类,即蛋白质、脂类、碳水化合物、矿物质、维生素和水,也有人将膳食纤维命名为第七大营养素。除此之外,研究发现植物化学物虽然不是人类生长发育所必需的物质,但因其具有独特的保健作用被誉为"植物给予人类的礼物"。本部分将从男性生理特点及饮食特点出发,介绍与男性生殖和发育健康息息相关的营养素和植物化学物。

一、蛋白质和肌肉健康

人体全身的肌肉约 639 块,通过肌肉的收缩和舒展,我们可以进行日常的生活活动,肌肉还起着支撑、协调、保护骨骼等作用。雄激素具有促进蛋白质合成的作用,可以促进肌肉不断生长,男性的肌肉量普遍高于女性,肌肉功能也优于女性。

蛋白质是合成肌肉的重要物质基础,是肌纤维修复的主要原料,充足的蛋白质摄入有利于提升肌力及肌肉质量,其中亮氨酸、异亮氨酸和缬氨酸等支链氨基酸对肌肉健康尤为重要。肌肉衰减是人体衰老的重要标志之一。在青年期,可通过力量及抗阻训练,增强肌肉质量和功能,在年龄增长的过程中,要有意识地补充蛋白质,以保护肌肉组织,减缓其衰退的速度。有研究表明,人体 30～40 岁肌肉量即可开始减少,50岁后每年肌肉流失为 1%～2%,80 岁后肌肉流失可高达 50%,肌肉减少 30% 就会影响正常功能。老年性肌肉萎缩已成为影响老年人健康状况的重要疾病,蛋白质缺乏是其最重要的危险因素之一。

动物性食物、奶类、大豆及其制品等富含优质蛋白。因畜肉含有较多的饱和脂肪酸,故并不推荐作为补充蛋白质的首选食物。建议成年男性每日摄入畜禽肉类 40～

75 克,鱼类 40～75 克,蛋类 40～50 克,奶及奶制品 300 克,大豆及坚果类 25～35 克,以保证机体对于蛋白质的需求。对于有健身习惯的人群,若膳食蛋白质摄入不足,可选用富含优质蛋白的营养素补充剂进行补充。

二、DHA 与抗运动疲劳

随着社交媒体的崛起,手机上到处记录和传播着自拍,让男性和女性一样有了外表压力,男性也开始追求体形完美了,肌肉已成为男性的重要审美标准,另一方面现代生活越来越追求健康,健身也成为流行的趋势。随着运动和健身的普及,运动疲劳及对抗运动疲劳的问题也尤为突出了。

运动疲劳与肌质网钙释放以及再吸收的速度降低有关,而钙是骨骼肌收缩的重要耦联因子。研究证实,摄入富含二十二碳六烯酸(DHA)的深海鱼可以帮助促进肌质网快速有效地回收和释放钙,保证肌细胞内的钙稳态,令机体在长时间运动过程中降低心率和全身耗氧量。而当机体处于运动状态时,骨骼肌是氧气的主要消耗者,降低全身耗氧量就意味着提高骨骼肌摄取利用氧气的效率,进而增强肌肉生理功能,延缓疲劳。同样的机理也适用于心肌,在许多缺血性心肌损伤中,DHA 也起到了重要作用。因此补充 DHA 能有效缓解运动疲劳。此外,DHA 在视网膜光受体和神经组织中的含量也非常丰富,它是维持视紫红质和胎儿大脑发育所必需的物质。

DHA 主要在冷水域的水生物中,特别是单细胞藻类中合成,三文鱼、鲱鱼、凤尾鱼等以单细胞藻类为食,因此这些深海鱼富含 DHA,建议成年男性每周食用深海鱼2～3 次,每次 50 g 左右。此外,坚果也是 DHA 的不错来源,推荐每周吃 50～70 g。

三、钙和骨骼健康

钙是人体含量最多的矿物质。正常成年人体内的钙含量为 1 000～1 200 g,主要分布在骨骼和牙齿中,钙对维持骨骼和肌肉的活动有积极作用,与骨质疏松的发生及发展息息相关。钙缺乏的主要表现是骨钙营养不良,儿童缺钙会导致生长迟缓,严重的甚至会出现佝偻病。

男性的骨质丢失开始较晚,患骨质疏松的风险低于女性,病程发展缓慢,但正是因为这样,男性往往忽略了钙对自身健康的重要性。腰酸背痛、驼背、容易骨折等都可能是骨质疏松的表现。骨质疏松受遗传及多种环境因素影响,其中钙缺乏是最重要的因素之一,当钙摄入长期不满足人的需要量时,就会动用部分骨钙应急,导致骨钙的流失。磷和镁也是构成骨骼的成分,钙磷比和钙镁比均约为 2：1 时,有利于钙的吸收。骨质疏松早已不是老年人的专利了,由于不良的饮食习惯,如吸烟、饮酒过量、长期喝碳酸饮料,及缺乏锻炼,骨质疏松早已呈现年轻化的趋势。调整饮食结构,保证充足的钙摄入和合理运动对预防骨量减少有积极作用。

奶及其制品、大豆及其制品是钙的良好来源,不仅含钙量高,吸收利用率也高,推荐每日饮奶 300 ml,大豆及其制品 25 g。在选择奶制品时,不建议选择含乳饮料和含糖酸奶,含乳饮料一般含乳量仅为牛奶的 1/3,钙含量无法和鲜牛奶媲美,含糖酸奶由于含有较多的添加糖,其健康效应也一直饱受争议,另一方面豆浆含钙量也较低,仅为牛奶的 1/20 左右,不是补钙的良好食物来源。此外,维生素 D 在促钙吸收中起着积极作用,日常还可多选择使用富含维生素 D 的食品,如海鱼、动物肝脏和蛋黄等。

四、镁与心脏健康

成人体内镁含量为 20～38 g,镁是仅次于钾的最常见的细胞内阳离子。镁与心脏健康密切相关,它可激活心脏细胞膜的 Na^+-k^+-ATP 酶和心肌腺苷酸环化酶,并激活线粒体氧化磷酸化反应,同时降低心肌的应激性和传导性,抑制异位激动,也可加强内皮依赖血管吸附、减少炎症、改善脂质和葡萄糖代谢等,这些都可以降低心血管事件风险。

心力衰竭是老年人的常见疾病,其危险因素包括心房颤动、肺功能下降、炎症标志物、内皮功能障碍和心脏功能障碍等,血清镁与上述危险因素呈负相关。老年人由于肠道镁吸收减少和尿镁损失增加,血清镁普遍偏低,因此更容易发生心血管事件。从膳食中补充充足的镁是心力衰竭的保护因素,尤其对心肌缺血的男性更为明显,这可能与镁的抗出血特性有关,以及较高的镁摄入可减少炎症细胞因子并对内皮功能障碍产生有益的影响。镁的膳食摄入量与男性发生冠心病的风险成反比,这与镁缺乏会加速动脉粥样硬化的进程有关,补充镁则可以抑制动脉粥样硬化的发展。

粗粮和坚果是镁的良好食物来源,例如南瓜子、山核桃、杏仁、黑豆等。此外,由于叶绿素是镁卟啉的螯合物,绿叶蔬菜也是镁的好来源。建议常吃富含镁的食物,以此满足日常饮食对镁的需求。

五、锌和男性性发育

锌是人体必需的微量元素之一,不能在体内合成,只能依靠外来食物提供。男性中锌广泛分布于睾丸、附睾、前列腺和精液中,精液中锌浓度为血浆锌浓度的 100 倍以上,补充锌对男性尤为重要。锌是垂体促性腺激素和雄激素的必不可少的组成成分,同时还可调节雄激素代谢,从而影响睾丸发育和精子产生。精子锌浓度与精子数量有关,并与精子获得受精能力有关。男性生殖道内锌含量较高时生精能力也会更好,男性不育者精液中锌浓度普遍偏低。

锌离子对维持男性性器官的发育和正常生精功能具有非常重要的作用。男性缺锌会影响垂体分泌促性腺激素,并影响雄激素的合成,导致性功能减退、睾丸缩小、精子数量减少,青春期男孩缺锌还会引起男性第二性征发育迟缓等。精浆中低水平锌会导致生育力降低。有研究显示缺锌引起的不育患者,经锌治疗后,精子数量、精子活力和睾酮水平会增加,甚至恢复正常。

成年男性每日锌推荐摄入量为 12.5 mg,但《中国居民营养与健康状况监测报告(2010—2013 年)》中膳食与营养素摄入状况部分显示,约三分之二的 14 岁以上男性居民锌摄入量低于推荐摄入量。锌的食物来源主要是动物性食物,包含贝壳类海产品、红色肉类及动物内脏,含量丰富且生物利用较高。常见食物中锌含量最高的是生蚝,含量约为 71.2 mg/100 g。

六、维生素 C 与吸烟

中国是烟草生产、消费大国,吸烟人数超过 3 亿,每年死于与烟草相关的疾病人数超过 100 万,超过因艾滋病、结核、交通事故以及自杀死亡人数的总和。2018 年中国成人烟草调查显示,我国 15 岁及以上男性吸烟率为 50.5%,非吸烟者的二手烟暴露率为 68.1%,虽然烟草对身体的伤害广为人知,但烟瘾难以戒除,每日吸烟者戒烟率仅为 15.6%。对于难以戒烟又希望保持健康的男性,摄入充足的维生素 C 可以减少吸烟对身体的伤害。

维生素 C 具有抵抗吸烟毒性的作用,可与烟雾中的一氧化碳、亚硝胺、尼古丁、甲醛等氧化致癌物结合为无毒化合物,加速这些有害物质排出体外,减轻氧化应激,改善肺部血管内皮生长因子水平。一支香烟产生的有害物质会消耗体内 25～100 mg 的维生素 C,因此抽烟者需要相应摄入更多维生素 C 以满足每日身体所需。

人体无法自身合成维生素 C,需通过饮食或药物补充,成年男性膳食维生素 C 的推荐摄入量是 100 mg/d,吸烟人群需根据每日吸烟量增加维生素 C 的摄入量。维生素 C 广泛存在于新鲜蔬菜水果中,常吃的蔬菜中维生素 C 含量前五的分别是鸡眼菜、灯笼椒、歪头菜、彩椒、小红剑辣椒,常吃的水果中维生素 C 排行前十的分别是刺梨、酸枣、鲜冬枣、沙棘、黑加仑、酸木瓜、酸刺、中华猕猴桃、蜜枣、乐陵枣等。

七、叶酸与男性备孕

大家都知道为了预防胎儿神经管缺陷,女性备孕需要补充叶酸,但其实,不育症已成为许多育龄男性的临床常见疾病,叶酸对于备孕男性也是非常重要的。

叶酸是一种水溶性维生素,在精液中的浓度要显著高于血浆,是男性生精过程中必需的维生素。天然存在的叶酸需要经过一系列生化反应才能转变成具有活性功能的 5-甲基四氢叶酸,而亚甲基四氢叶酸还原酶正是该反应的关键酶。叶酸浓度异常会导致代谢紊乱,从而引发亚甲基四氢叶酸还原酶突变,并降低其活性,产生生育疾病。不过需要注意的是,叶酸摄入过量同样也会通过精子基因组 DNA 甲基化异常的机制,对生殖细胞的发育和男性生殖健康产生有害效应,从而降低精子质量。

另一方面,叶酸浓度异常导致的亚甲基四氢叶酸还原酶降低的同时,同型半胱氨酸会升高。同型半胱氨酸是心血管疾病的重要危险因子,其水平升高会引起血液循环抗凝功能障碍,继而增加脑卒中的发病风险。

成年男性叶酸的膳食推荐摄入量是 400 μgDFE/d,可耐受最高摄入量是 1 000 μgDFE/d。天然食物中的叶酸基本不存在摄入过量而致中毒的风险。针对男性备孕推荐多摄入富含叶酸的食物,而不是直接简单粗暴地补充合成叶酸片。富含叶酸的食物包含动物肝脏,豆类、坚果类、深绿色叶类蔬菜及水果。

八、烟酸与酒精代谢

虽然大家都知道过量饮酒对于健康的不良影响,但在工作应酬或是聚餐中又免不了要喝几杯,中国营养学会推荐成年男性每日饮用酒精量不超 25 g,约等于啤酒 750 ml、葡萄酒 250 ml、52 度白酒 50 g,人们一喝酒往往就会超过以上限量标准,这样的问题在男性中尤为突出。酒的主要成分是乙醇,乙醇在胃及小肠上部迅速被吸收进入血液,并在肝内分解,生成乙醛、乙酸,最终形成水和二氧化碳排出体外。

乙醇在肝内分解过程中,烟酰胺腺嘌呤二核苷酸(NAD)起到了非常重要的作用,NAD 是乙醇脱氢酶的辅酶,正是在它的帮助下,机体才能快速有序地分解代谢乙醇。因此 NAD 缺乏,就会引起乙醇代谢过程发生障碍,增加酒精反应给机体带来的不适。

烟酸是 NAD 的主要组成部分,烟酸的营养状况决定了 NAD 的含量。除了参与乙醇代谢以外,NAD 也是体内物质与能量代谢的重要辅酶,同时兼备胰岛素辅助因子及降低血胆固醇水平的作用。值得注意的是,代谢水平越高的人,NAD 的消耗水平也越高,所以能量消耗大的人需要补充更多烟酸。

烟酸是 B 族维生素中的一种,在肝、肾、全谷、瘦禽肉中含量比较丰富。烟酸除了直接从食物中摄取以外,还可以在体内由色氨酸转化而来,平均 60 mg 色氨酸可转化为 1 mg 烟酸。常见食物中,小米中色氨酸含量最为丰富,此外,牛奶、香菇、黑芝麻等也是色氨酸的良好食物来源。

九、健康饮水,拒绝含糖饮料

我们总是说女人是水做的,但其实男性体内含水量普遍高于女性。这是因为肌肉的含水量高(70%～80%),而脂肪的含水量低(10%～30%),男性较女性普遍肌肉量更高、脂肪含量更低,因此对于男性正确喝水更为重要。

水是人体需要量最大的营养素,被称为人类生命的源泉,人体一切的生命活动都离不开水。健康成年男性每天需要水的总量在 2 500 ml 左右,包含饮水、食物中的水和体内代谢的水。适宜气温下轻体力活动者每天至少饮水 1 500～1 700 ml(7～8 杯)。

有些男性为了缓解压力,不喜欢喝水,喜欢喝"肥宅快乐水",这种做法是非常不好的。"肥宅快乐水"普遍含有较多的添加糖,以一瓶 500 ml 的可乐为例,含糖量约为 50 g。长期摄入过量添加糖会增加肥胖、冠心病、糖尿病等疾病发生的概率,建议居民每日添加糖的摄入量最好不要超过 25 g。

喝水不仅仅限于解渴,正确的喝水方式对维护人体健康非常重要,即喝水要喝温开水、不含糖的水,喝水的速度要慢。对于喜爱健身,运动量大的男性,运动后可以喝淡盐水,避免大量出汗造成的脱水、水电解质紊乱等。

十、番茄红素和前列腺癌

我国男性的前列腺癌发病率逐年上升,随着年龄的增长,患前列腺癌的风险也显著攀升。肥胖是前列腺癌可控的危险因素之一,通过调整饮食结构可以积极预防癌症的发生。水果蔬菜中富含植物化学物,可降低前列腺癌的发生风险。

番茄红素是一种类胡萝卜素,主要分布于睾丸和肾上腺,肝脏、脂肪、前列腺和卵巢中分布也很多,番茄红素具有很强的清除自由基和抗氧化能力。番茄红素可抑制癌细胞增殖或作为抗氧化剂,减少前列腺组织中的氧化损伤。研究发现番茄红素可改善临床患者的下尿路症状,对良性前列腺增生和前列腺癌的疾病发展也可起到延缓作用。目前研究较为肯定的是番茄红素利用度较高的熟制番茄制品对进展性前列腺癌的发生发展有一定的抑制作用。基于番茄红素对于高脂血症及前列腺癌关系的研究,我国成人番茄红素的特定建议值为 18 mg/d。哺乳动物不能合成番茄红素,番茄红素主要存在于番茄、葡萄柚、西瓜和番石榴等水果中,番茄成熟度越高,番茄红素含量越高,番茄酱的番茄红素含量可高达 30 mg/100 g。富含番茄红素的食物普遍热量较低、营养密度相对较高,在调整饮食时可适当增加其摄入量。

十一、大豆异黄酮与男性脱发

"第一批 90 后已经开始秃了""当代奋斗目标就是脱贫脱单不脱发"等话题的走红,将男性脱发焦虑成功地推向了 90 后。《中国脱发人群调查》显示,我国男性脱发人群约有 1.3 亿,脱发高峰发生在 20～40 岁,比上一代人的脱发年龄提前了 20 年。脱发受很多因素影响,包含遗传因素,精神因素和生活方式等。大部分人的脱发为脂溢性脱发,脂溢性脱发者体内的雄性激素分泌过旺,在体内 5α-还原酶的作用下生成双氢睾酮,双氢睾酮会抑制毛囊的生长,使其逐渐萎缩、闭合。

大豆异黄酮是一种黄酮类化合物,由于其分子结构和大小与雌激素相似,并产生雌激素和抗雄激素作用,因此也称为植物雌激素。研究表明,大豆异黄酮对雄激素性脱发(AGA)有积极作用,大豆异黄酮可抑制 5α-还原酶并增加胰岛素生长因子-1 浓度,刺激毛囊增殖。

大豆异黄酮普遍存在于豆类植物中。男性脱发者除了遵医嘱吃药以外,可以增加大豆及其制品的摄入量。虽然也有研究指出补充过量异黄酮,可能会导致男性乳腺发育,但天然食物中的大豆异黄酮基本不存在摄入过量的风险。

汪正园

第十五章　强身健体的饮食

一、"吃"出健康

民以食为天,科学合理健康的饮食对男性的身体健康十分重要。男性要保持自身健康的体魄,需要高度重视并注意日常生活的饮食健康。

健康合理科学的饮食不仅可以改善男性的亚健康状况,还可以预防和减少很多疾病的发生,从而提高人们的生活质量,甚至可以延长寿命。有资料显示,大约60%甚至以上的疾病发生发展与饮食有关。因此大家需要格外重视饮食对健康的影响,注意有些食物要足量摄入,有些食物要适量摄入,有些却要限量摄入。

每个人都有自己的饮食习惯,这个习惯从幼儿孩童时就开始慢慢形成,这种饮食习惯或口味跟每个人的出生地、家庭状况、生活习惯、文化传统等都密切相关。中国大地幅员辽阔,南北方、东西部,地理环境、气候温度、饮食文化等差异巨大。

不论是在哪个区域,不管个人的成长及饮食习惯如何,想要保持健康的体魄,都需要有一个正确的健康饮食观和营养观。俗话说病从口入,很多疾病都是吃出来的。某种意义上来说,健康的身体也可以吃出来。

二、衡量健康的标准

正常男性朋友的身体是否健康是有标准的。男性健康包括以男性生殖健康为基础的生理、心理、社会等方面的健康状态。能做到以下这些方面,说明你的身体是很健康的。

精力充沛,能够应对和负担日常的工作和生活,能抵抗一般感冒等小病,心理不会感到压抑、紧张和疲劳;处事乐观、积极向上,不挑剔、不抱怨,乐于承担责任;睡眠好,可以轻松进入休息状态;具备适应和应变能力,能适应外界环境的变化;体重指数正常,身体匀称、眼睛明亮、耳聪目明、反应敏捷、牙齿清洁健康、头发健康有光泽。身体肌肉丰满,皮肤有弹性。男性健康还应包括男性生殖系统的健康,男性生殖健康的基础是男性生殖器官的健康。因此,保护好男性生殖器官的健康也非常重要。

三、维持身体健康的基本营养饮食

营养是维持人类生命活动和身体健康的基础,因此,关注男性健康首先要从合理膳食、均衡营养做起。脂肪、蛋白质、糖类是维持人类生命活动的最主要能量来源,因此摄入食物要均衡,要多样化,不宜对某一特定食物摄入过多。

有一些健康的基本饮食原则,各位男性朋友需要学习借鉴。饮食要食物多样,以谷类为主,经常吃水果蔬菜、豆类及乳制品等,每天适量的鱼、蛋和瘦肉,这是需要遵循的饮食基本原则。美国农业部经过综合研究数据,给出的建议是日常男性健康食物包括谷物、蔬菜、水果、牛奶制品、禽、蛋、坚果、适量肉等。

2019 年 7 月 15 日国家卫生健康委员会发布的《健康中国行动(2019—2030 年)》中关于合理膳食行动部分,提倡人均每日食盐摄入量不高于 5 克,成人人均每日食用油摄入量不高于 25~30 克,人均每日糖的摄入量不高于 25 克,蔬菜和水果每日摄入量不低于 500 克,每日摄入种类不少于 12 种,每周不少于 25 种,大家要尽量满足和遵循。

四、饮食要清淡,少盐低脂

有研究表明,每天盐摄入量每增加 6 克,因冠心病、其他心血管疾病及全因导致的死亡风险分别上升 56%、36%及 22%。适度减少钠盐摄入可有效降低高血压及心脑血管疾病发生的风险。中国居民膳食指南推荐,成年人平均每天的食盐摄入量不要超过 6 克。中国是世界上食盐摄入量最多的国家,过多的盐摄入不利于人类身体健康。已有大量研究证实,膳食中食盐摄入量与血压呈正相关,高盐摄入是带来高血压的一个危险因素,合理的食盐摄入和膳食结构可有效地预防和控制高血压。高血压又是容易诱发心血管疾病的一个重要因素,长期高血压也会损失血管内皮细胞等,甚至会影响男性机能等,因此饮食不宜摄入过多盐分。

要低脂饮食,不宜摄入过多油脂。油脂尽量食用橄榄油、核桃油等,不饱和脂酸含量高,高血脂的风险更小,每日摄入油脂不超过 30 克,也就是 3 汤匙左右。

可多吃坚果类食物。坚果类食物营养丰富,除富含蛋白质和脂肪外,还含有大量的维生素 E、叶酸、不饱和脂肪酸、膳食纤维、镁、钾、铜、锌、硒等微量元素,对健康有益。

烧烤类食物、油炸类食物、烟熏腌制类食物应尽量少吃或不吃。油炸、熏烤、腌渍的食物及动物内脏、罐头、香肠等均被临床医生和营养学家列为致癌和导致血管硬化等的不健康食品，应尽量少食，避免危害健康。

五、食物摄入要多样化

《黄帝内经》中提出"五谷为养、五果为助、五畜为益、五菜为充"的饮食原则，这与现代营养学所提倡的营养均衡理论基本是一致的。

一个很浅显的道理，没有一种食物可以完全满足一个成年人每天的营养需求。只有食物多样化，才可以摄入不同的营养成分，做到真正的全面、均衡、适度的膳食，才可以最大限度地发挥食物的健康作用，给人们带来最大获益。

怎样做到食物多样化呢，中国居民膳食指南也给出了建议，那就是每天进食 12 种以上的不同食物，每周进食 25 种以上的不同食物，只要我们稍加注意和用心，其实这些都是不难做到的。可以遵循一个简单原则，一天当中的饮食，可以每一餐不一样，一周内的饮食可以每一天不一样，这样基本可以达到饮食多样化，不仅可以吃到各式各样的美味佳肴，还可以让自己身心愉悦健康。

食物多样性摄入要注意以下一些健康的原则。

主食要粗细搭配，每日粗粮的摄入要达到摄入主食总量的一半以上，粗粮主要是指谷类食物，包括玉米、高粱、紫米、燕麦、荞麦以及黄豆、绿豆、红豆、赤豆等各种豆类，细粮主要是白面精米等粮食。粗粮或全谷类食物种类多样，升糖指数较低，可延缓糖的吸收，既能促进营养吸收，又能达到营养均衡，因此要尽量多摄入粗粮。

每日摄入新鲜蔬菜 500 克或更多，同时摄入新鲜水果。蔬菜水果富含膳食纤维、多种维生素、矿物质及微量元素等，不仅可以补充营养，还可以促进肠道蠕动、润肠通便，发挥抗氧化、抗癌等作用，是健康饮食必备的选择。水果中还含有黄酮类物质等化学成分，具有特殊生物活性，有益于身体健康。

每日 250 毫升左右牛奶，1 个煮鸡蛋，奶制品富含钙质，有益于骨骼健康。还需摄入鸡、鸭、鱼、肉等动物性食物，可以补充优质蛋白质，增强身体的免疫力，但是肉的摄入量也不宜过多，牛肉等红肉每日或隔日 50 克左右，鱼肉等白肉以清蒸为主更为健康。

六、多喝水，少饮酒，不吸烟

男性健康要做到禁烟慎酒，饮酒要适量，工作应酬、朋友聚会等原因，成年男性很难避免聚餐饮酒的场合，但是饮酒一定要适量。经常过量喝酒，食物摄入量减少，会使食欲下降，引起多种营养素缺乏，也可能引发急慢性酒精中毒、酒精性脂肪肝，严重时还会造成酒精性肝硬化。

特别是有肝炎的朋友，是绝对要戒酒的，对肝炎患者来讲，酒精就像助燃剂一样，会加速肝细胞的损伤，加速肝炎的进展，最终有可能进展成肝癌。过量饮酒还会增加患高血压、脑中风等疾病的风险，对个人健康有害无益。

要足量饮水，水对人体健康的作用不言而喻。人体有接近70%的组成是水分，大脑、肝脏、皮肤等均有较高的含水量，血液中的含水量更是高达80%。人体的消化系统、内分泌系统、代谢系统等所有的生命保障系统都离不开充足和健康的水分。

因此要保持健康的体魄一定要摄入足量优质的水，喝水时间可在一天中的任何时刻，以少量多次的原则饮水，每次200毫升左右，每天6～8次，也就是1 200毫升到1 600毫升，如有运动等特殊情况，还需增加饮水量。足够的水分可以促进身体新陈代谢，帮助排除体内代谢废物等，利于身体健康。

吸烟对身体的危害是明确的，吸烟和心血管疾病有直接关系。多项研究表明，吸烟可以导致心血管疾病的风险增加。长期大量吸烟还会导致男性睾酮分泌能力下降，还可能损伤血管内皮细胞，可导致男性性功能下降，甚至阳痿的发生。吸烟对身体是百害而无一利，青少年一定不要养成吸烟的习惯，已经吸烟的成年男性可以每日逐步减量，最后逐渐戒掉。

七、饮食要规律

饮食规律包括进食的时间、进食数量质量等。不要暴饮暴食，一定要吃早餐，一日三餐要规律。进食最好定时，比如早上7—8时早餐，中午12时午餐，下午6—7时晚餐等，进餐时间最好相对固定。中医有"顺四时"的概念，当然也可根据一年春夏秋冬四季时节变换，适当调整饮食时间，以顺应四时变化。早餐要吃好，把一天的营养补足，午餐要吃饱，晚餐不宜进食过多，不宜太饱腹，但是晚餐也要吃好，因为晚餐到第二天早餐中间有接近12小时，这段时间较长，人的身体需要大量的营养供给的，因此晚餐不可不吃，而且要吃好吃饱。

八、保持适度运动

适度运动可以提高抗病能力,改善心肺功能,调节人体神经。运动能改善血液循环,提高新陈代谢,使大脑精神得到放松,可以帮助调节精神和心理健康状况,有效消除身心疲劳,缓解抑郁和焦虑、改善睡眠等。运动不仅有助于保持健康体重,还能够降低患高血压、中风、冠心病、糖尿病、骨质疏松、甚至老年痴呆等慢性疾病的风险。

适合中老年男性的运动健身方法有慢跑、散步、太极拳、八段锦、保健按摩等。但运动锻炼要量力而行,根据自身的情况,以不感到疲劳为原则。比如每天可以坚持快走 30 分钟,或至少步行 6 000 步。

男性可以每日坚持做提肛缩阴运动,任何姿势均可做提肛运动,调匀呼吸,舌抵上颚,意守会阴,缩阴提肛提睾。深吸气时提缩,呼气时放松,每次可以反复练习 30 ~ 50 次,每天练习 1 ~ 3 次。现代医学认为,提肛运动可以健肾强身,增强免疫,可以锻炼盆底肌肉,对男性性功能提升、有力排尿、改善尿频等均有帮助。

九、对男性前列腺健康和生育力有帮助的饮食

男性的日常饮食,还应特别注意那些对男性身体机能以及前列腺有帮助的食物。男性精液主要由蛋白质、精氨酸、维生素类以及多种微量元素等构成,前列腺液中含有高浓度的锌离子、各种生物酶等。注意摄入上述这些营养物质,在预防男性不育以及防治前列腺疾病等方面具有重要意义。

优质蛋白质是形成精液的主要原料,因此要摄入足够的优质蛋白,营养学研究表明,富含优质蛋白的食品有猪肉、牛肉、鸡鸭肉、鱼虾、蛋类和豆制品等。足够的蛋白也是构成人体肌肉的重要组成部分,摄入足够优质的蛋白质是保持健康的重要条件。

维生素类物质在体内发挥着重要的生理功能,同时也能起到很好的抗氧化作用,可以清除自由基对细胞的氧化应激损伤,保护细胞活力。维生素类物质还可以增强男性精子活力,预防男性生殖器官老化。富含维生素的食物有猕猴桃、橙子、苹果、菠菜、西红柿等,特别是番茄红素对男性前列腺的保健作用已经研究得很多,效果也是很明确的,补充番茄红素可以很好地保护男性前列腺功能。

番茄红素是一种类胡萝卜素,主要存在于成熟的红色水果和蔬菜中,如番茄、胡萝卜、西瓜、番石榴、草莓、木瓜、萝卜、葡萄、苦瓜籽、红肉脐橙、红葡萄柚等食物,这其中番茄中的番茄红素含量最高。番茄红素在人体内主要分布于肝脏、睾丸、肾上腺、前列腺、血浆等组织和体液,最主要的生理功能之一是抗氧化作用。很多研究都证明

番茄红素具有淬灭活性氧、消除自由基、预防心血管疾病、延缓动脉粥样硬化、预防多种癌症、抗衰老、保护皮肤等生理功能。番茄红素还具有提高机体免疫力的作用,可活化免疫细胞,保护吞噬细胞免受自身氧化损伤,增强巨噬细胞和自然杀伤细胞等免疫细胞的功能。番茄红素的补充对男性前列腺的健康十分有益,特别是男性朋友需要多摄入番茄红素。

姜黄素是从姜科植物中提取的有效成分,研究表明,姜黄素具有抗氧化、抗肿瘤、抗炎症、抗菌、抗病毒、降血脂等广泛的药理作用。可以保护和改善前列腺功能,对于保护前列腺功能,预防前列腺癌,以及防止前列腺癌术后复发等都有很大好处。在饮食当中,可以注意适当摄入姜黄素类食物,对男性朋友有较多好处。

精氨酸可以增强精子的活动能力,富含精氨酸的食物有海参、鳝鱼、核桃仁、花生仁、芝麻、豆制品等。羊肉等红肉含有丰富的左卡尼汀,左卡尼汀可以转运长链脂肪酸跨膜进入线粒体内部,进行代谢氧化产生能量分子腺苷三磷酸。因此左卡尼汀可以促进脂质代谢,改善线粒体功能,给精子提供能量,同时还有抗氧化的作用,因此摄入左卡尼汀可以提高精子质量,提升男性生育力。

锌、硒等微量元素对男性前列腺功能的正常发挥、精子的产生和成熟非常重要,富含锌的食物可以多摄入,比如牡蛎、瘦肉、鸡肉、鸡蛋、猪肝、鸡肝、坚果、紫菜、海带等。

十、养生饮食调理可强身健体

祖国传统医药养生对男性身体健康有着巨大的好处,经过近千年的发展,中国人已经总结出了颇多安全适用的养生食疗方法,可以强身健体改进健康。

男性可以适当引入一些药膳调理,可以补肾气、填精髓,保持强健体魄。有一些药食两用的中药材平时可以适量摄入,调理好身体,不用经常求医问药。

本章从中国药典里整理了一些有利于男性健康的药食同源中药材,可以帮助男性朋友从食疗的角度提高身体健康状况。当然,药食两用的中药膳食调理,最好首先对自己身体状况进行一个辨证分析,这样调理的效果会更好。

枸杞是茄科植物枸杞的干燥成熟果实,药典记载枸杞具有滋补肝肾、益精明目的作用。可用于虚劳精亏、腰膝酸软、眩晕耳鸣、血虚萎黄等。枸杞里主要起作用的成分是枸杞多糖,现代研究表明,枸杞多糖具有增强机体免疫力、降血糖、降血脂、抗氧化、抗辐射、保肝护肝、改善认知和记忆等多种良好作用,是日常保健的佳品,枸杞日常可以泡水煮粥等食用。

人参是五加科植物人参的干燥根,主要成分有多糖、皂苷、挥发油、微量元素、蛋白质等。中医认为人参具有大补元气、补脾益肺、生津、安神益智的作用,用于脾虚食少、肺虚喘咳、津伤口渴、内热消渴、惊悸失眠、心力衰竭等,可以起到延年益寿的作用。现代研究发现,人参具有提高免疫力、缓解疲劳、舒缓情绪、改善心血管循环、改善记忆力、抗氧化、抗衰老及抗肿瘤等功效。人参作为补益类药食同源的中药,对男性健康有一定好处,在身体条件适合的情况下,可以适当摄入,切片清洗干净,煮水泡茶煲汤等均可。

山药是我国传统的药食同源的食物,又称为淮山药、薯蓣等,作为一味重要的中药,其性甘温,归脾胃、肺经,具有补中益气、健脾止泄、聪耳明目、滋阴润燥的作用。山药的主要成分有脂肪酸、多糖、蛋白质、氨基酸、微量元素等。其中山药多糖为主要活性成分,主要由甘露糖、木糖、阿拉伯糖、葡萄糖和半乳糖组成。现代研究表明,山药具有调节免疫力的作用,可以提高免疫细胞的机能。山药对降血糖有一定帮助,是中医中治疗消渴病的常用药,消渴病就是西医讲的糖尿病。山药具有抗氧化、延缓衰老、保肝护肝的作用,还具有改善胃肠功能的作用。山药作为补脾胃的佳品,平时可以注意适当摄入,对身体好处多多。

黄精是我国重要的药食同源的中药材,药用和食用历史悠久。主要的化学成分有多糖、皂苷、黄酮等。黄精味干、性平,入肺、脾、肾经,具有益气养阴、润肺补脾、滋肾填精的作用。主治阴虚劳嗽、肺燥咳嗽、脾虚乏力、食少口干、肾亏腰膝酸软、阳痿遗精、耳鸣目暗、须发早白、体虚羸瘦等。目前的药理学研究表明,黄精具有降血糖、降血脂、抗炎抗菌、延缓衰老、调节免疫力、抗肿瘤、抗老年痴呆症、保护心脏、抗脂肪肝、保护肾脏、保护骨骼、抗糖尿病等多种药理作用。黄精可以煮水代茶饮,也可以煮粥煲汤等食用,对身体颇多裨益。黄精还可同枸杞、山药等联合一起食用。

除上述几味药食同源的中药外,还有很多对男性健康有帮助的药食两用药材,在这里就不再一一列举,大家可参照国家卫生健康委员会公布的药食同源的产品目录及药典内容。

十一、避免一些不良饮食习惯

现代人饮食越来越讲究清淡,但是也不能盲目吃素,荤腥不沾。素食清淡虽然对身体有帮助,但长期吃素会导致身体缺乏肉类蛋白质及脂肪酸等,身体基本营养素失衡或不足,影响基础代谢,免疫力也随之下降,导致容易生病。因此,每天需要补充适量的动物肉质蛋白以及适量脂肪等,对人体健康很有必要。

要避免进食后坐卧不动,也要避免进食后立刻运动。吃完饭后,不能久坐或是躺卧不动,这样会导致胃肠道蠕动消化缓慢,容易引起不适,可以慢慢走动,有助于消化食物。也不可进食后立刻运动,进食后身体需要休息 30～60 分钟,这期间可以站立或适当走动,有助于肠道消化,避免脂肪和糖分在腹部堆积,过分运动会增加胃肠道负担,容易诱发一些不适。

要避免吃剩饭剩菜。人都有懒惰性,做饭怕麻烦,往往一次做很多,分多次吃,这是需要避免的不良习惯。还有人出于节俭考虑,不愿意将剩饭剩菜丢弃,往往得不偿失,做饭烧菜要少量够吃即可。剩饭剩菜在存放过程中营养成分被破坏,有的还会产生有毒有害物质,长期吃剩饭剩菜,容易导致营养不良甚至更大危害。剩饭剩菜存放不当会滋生细菌、霉菌等,还可能引发食用安全问题。因此食物种类选择尽量多样化,每样食物的分量不要太多,做的饭菜量足够一顿吃完即可,这样既能确保摄入多种营养,又能保证食物的新鲜安全。

要避免吃饭随意凑合,不饿就随便吃点。有时候工作生活不规律也会导致进食不规律,经常不按饭点进食,或者胃口不好时一天只吃一两餐,胃口好时一天又吃四五餐。这样容易导致肠胃问题,也会造成体内营养不均衡。无论食欲如何,均要坚持按规律定时吃饭,让胃肠规律蠕动,保持基本能量和营养的供应。

健康的身体需要我们自我约束,养成一个健康的饮食习惯。

十二、用实际行动"吃"出健康身体

饮食就像空气和水分一样重要,人们每天都离不开饮食,每天的饮食都在影响着我们身体的健康。但很多人并没有重视自己的饮食结构和饮食习惯,往往是随心所欲,跟随自己的口感、喜好习惯等吃东西,这其实是不正确的。

人需要自律,改变从不习惯开始,希望大家都能尊重科学,本着对自己的身体和家庭负责的态度来重视健康饮食,只要稍加注意和调整,你就可以成为自己的健康饮食专家。

合理的饮食结构、良好的饮食习惯、适当的健康锻炼,就可以给你一个健康的体魄!

郑 超

第十六章　健康的生活方式

　　生活方式与人们的健康密切相关,不良的生活方式会引发个人乃至社会的健康问题,健康的生活方式对人体产生积极的正向作用。世界卫生组织指出:在影响健康的各种因素中,人的行为和生活方式的影响要占到 60％。随着社会经济的发展,工作和生活节奏的变化,生活方式随之发生的改变,对人们的健康产生较大的影响。有调查显示,目前我国有 76％的白领处于亚健康状态,23％的人群患有慢性病,因慢性病导致的死亡率占总死亡率的 86％,并且这一数字还在继续增长。因此,如何改善人们的健康状态成为国内学者的研究热点,健康的生活方式无疑是提升民众生活的健康指数与幸福指数的重要手段之一。

　　健康生活方式是指有益于健康的习惯化的行为方式。人们的健康生活方式,必须和社会相适应,要和环境相和谐,要有健康的人生观与世界观,摆正自己在社会生活中的位置。男性应在此范畴内,结合不同年龄的生理特点,树立正确的健康观,积极倡导每个人都是自己健康第一负责人的理念,树立和养成健康的生活方式。

　　男性在不同年龄段有不同的生理特点,结合该年龄段常见的健康问题,我们也将从男性不同的年龄段来看健康生活方式要点。《黄帝内经·素问》云:丈夫八岁肾气实,发长齿更。二八肾气盛,天癸至,精气溢泻,阴阳和,故能有子。三八肾气平均,筋骨劲强,故真牙生而长极。四八筋骨隆盛,肌肉满壮。五八肾气衰,发堕齿槁。六八阳气衰竭于上,面焦,发鬓斑白。七八肝气衰,筋不能动,天癸竭,精少,肾脏衰,形体皆极。八八则齿发去。这段文字展现了男性"长""壮""衰""老"的不同状态。

一、二十年龄段的男性

　　二十年龄段的男性,充满青春活力,犹如冉冉升起的太阳,为理想、为梦想努力拼搏,为事业、为家庭勇往直前。这个时期的男性往往因为身体素质好,自认为"底子好"而忽略了健康的生活方式,该年龄段往往成为暴饮暴食、抽烟酗酒、熬夜久坐等不良生活方式的重灾区,为未来的健康问题埋下伏笔。所以对于这个年龄段男性的健康生活方式应该从树立健康理念开始,为健康人生打下扎实的基石。这个年龄段的男性在生活作息、饮食、运动等都存在不规律的问题,应该以此入手。

该年龄段的男性应养成规律的作息方式,长期熬夜导致的睡眠不足会引发健康问题,这个道理都懂,可是做起来有点难,因为工作、娱乐、玩游戏、夜生活而经常熬夜、影响正常的睡眠,是二十岁年龄段男性中常见的现象。应养成规律的作息时间,每天按时入睡、起床,中午可适当安排 15~30 分钟的午睡,为自己"充充电",让下午的工作更有效率。

该年龄段的男性也常有饮食不规律的现象,主要表现在不吃早餐、经常吃夜宵、一忙起来有一顿没一顿、暴饮暴食、嗜食辛辣刺激等。此外,遍尝美食是很多年轻人的爱好之一,顿顿珍馐固然享受,然而无意中也会摄入过多能量,久而久之会导致肥胖、高血压病、高脂血症等。建议要养成规律用餐的习惯,三餐定时定量,饮食均衡,两餐间隔时间一般以 4~5 小时为宜。有些年轻人喜欢用零食点心代替正餐,这样的饮食习惯很不健康,因为零食点心中营养素的种类和含量也远不及正餐,因此膳食结构要合理,种类多样,荤素搭配,多吃新鲜蔬菜和水果。

该年龄段的男性,其中有学生族也有初涉职场的"打工人",工作学习繁忙,久坐缺乏运动可导致肥胖、脊柱损伤等,建议大家可以根据自身情况和环境,选择适合自己的运动方式和运动目标,让自己动起来,比如餐后散步 20 分钟,边看电视边运动,工作学习 1 小时左右,起身走动或拉伸身体等。日常应尽量避免含胸驼背及长期低头刷手机,电脑屏幕不要过低,尽量保持双目平视水平,日常注意坐姿端正,定时放松活动颈部和腰部,可配合颈腰部锻炼操,如八段锦等,舒缓颈腰部肌肉,通调气血。此外,值得一提的是,这个年龄段男性活力充沛,有些特别喜爱运动,防止运动损伤也是应该要注意的一个问题,建议从以下几方面入手:必须要了解自己的身体条件,在运动之前建议进行运动评估,采取正确的姿势和技术,才能有效预防运动损伤;要选择较全面的运动方式,单一的运动计划不利于全身各部位肌肉的全面锻炼;运动前后做充分有效的准备活动与放松活动;要选取科学、合适的运动装备及场地,做好运动防护等。

二、三十年龄段的男性

三十年龄段,正是男性筋骨丰隆盛实,肌肉丰满健壮的时期。这个时期的男性,初为人父或为孕育新生命而做准备。三十而立,也正是事业刚起步之时,该年龄段男性平时应酬机会较多,饮酒吸烟也较以往增多,因此,在该年龄段有效控制烟酒对将来很有益处。

过量的饮酒能损害人体的多个器官,可引发胃炎、胰腺炎、脂肪肝、心脑血管疾病等,也可增加食管癌、胃癌的发病率,同时还会影响性生活,降低精子质量。俗话说"小酒怡情,大酒伤身",《中国居民膳食指南》建议成年男性一天饮用酒的酒精量不超过 25 克,世界卫生组织指出"酒,越少越好!"同时也建议不要空腹喝酒,喝酒前可以吃点富含维生素和高蛋白的食物。一喝酒就脸红的人更应该不喝或者少喝,这是因为其体内参与代谢酒精的酶有缺陷,乙醛脱氢酶活性不足,因而导致有毒乙醛在体内大量累积,造成血管扩张,引起脸红的反应。有些食物可以帮助酒后促进消化,一定程度上使受损的胃黏膜尽快修复,如蜂蜜水、西红柿、酸奶、芹菜汁、米粥等。当然这并不是鼓励大家饮酒,这也只能起到亡羊补牢的作用,最重要的还是要少饮酒或不饮酒。

吸烟的危害众所周知,可导致多种肺系疾病、心血管疾病及肿瘤。为了健康,最好不要吸烟。戒烟应强化吸烟危害与戒烟益处,正确认识戒断症状,需要靠自身的毅力和努力去克服。同时通过改变生活方式帮助戒烟,如避免和吸烟的人在一起、用兴趣爱好转移注意力、适当体育锻炼等。如一时戒不了,应减少吸烟的量,也最好使用过滤烟嘴,以尽可能降低吸烟带来的危害。此外,注意调整饮食以降低吸烟造成的危害。平时可多饮茶,茶叶中的茶多酚、维生素 C 等成分对香烟中所含的各种有害物质有降解作用,增加蔬菜、水果和纤维素的摄入,减少高脂高糖食物的摄入,可适当多食用像萝卜、木耳、梨、莲藕、胡萝卜、菠菜及橙黄色的水果等。

三、四十年龄段的男性

四十年龄段,《黄帝内经》云:"五八,肾气衰,发堕齿槁。"意味着男子四十岁时,肾气衰退,身体逐渐从顶峰转而开始下降,牙齿开始枯槁,头发开始脱落,该年龄段的男性正是"上有老下有小",工作生活压力大,容易产生身心疲惫,从而更易出现亚健康的状态。

亚健康是处于健康和疾病之间的一种状态,是非特异性的疾病前状态或特异性疾病临界状态,是一种非正常状态。机体虽无明确疾病,即没有器质性病变,但有功能性改变,呈现活力降低、与生活、社会适应能力呈不同程度减退的一种状态,如疲劳、失眠、焦虑、疼痛、健忘、抑郁、便秘等。这种状态可以继续发展为疾病,但如果得到有效干预,机体可以重获健康。世界卫生组织称之为"亚健康",在中医学则大致属于"虚病"的范畴。摆脱亚健康状态最主要的是靠积极主动的自我预防保健措施,要建立良好的生活节奏、健康习惯、均衡营养、体育锻炼和心理卫生等。日常生活中要做到起居规律,劳逸结合,保证足够的睡眠时间很重要;坚持运动,尤其能使长期脑力劳动者保持充沛的精力,精神饱满地投入工作中,使身心更加健康平衡地发展;此外,保持良好的心态,消除紧张、焦虑,舒缓压力,也是促进身心健康很重要的环节。

脱发是此年龄段很多男性的困扰之一,且有日渐年轻化的趋势,不少年纪轻轻的男性也加入脱发行列,其中大多为"雄激素性脱发"(简称"雄秃",以往称为"脂溢性脱发")。虽然遗传是"雄秃"发生的重要因素,但劳累、睡眠不足、饮食不节制、烟酒过度、频繁烫染等也是"雄秃"发生的重要"推手"。如何有效避免或减轻脱发,促进毛发生长,建议做到以下几点:经常进行适当的体育锻炼,如散步、深呼吸等,有缓解压力、减轻精神紧张的作用;合理安排作息时间,使起居有常,睡眠充足;膳食品种要丰富,尽量避免辛辣刺激、肥甘厚味,戒烟忌酒,适当多吃富含铁质的食品如海带、乳酪、牛奶、瘦肉、蛋清、深色蔬菜等;避免过度烫染,烫染间隔时间要在3~6个月以上。

四、五十年龄段的男性

五十年龄段的男性到了事业高峰,身体负荷也到达顶峰。此时,"阳气衰竭于上",除见面部憔悴,头发和两鬓花白外,听力、视力逐步下降,糖尿病、冠心病、高血压、前列腺增生症等也逐渐多发。要戒除不良的饮食习惯,不要过多摄入油腻高脂食物,饮食中适当增加蔬菜、粗粮和坚果的比重,多食补气、补肾的食物,有利于人体的健康,适当增加补肾食品如黑芝麻、桑葚、黑豆、海参、黑木耳、枸杞、核桃仁、栗子等,要避免常熬夜、频应酬、乱进补、滥用药、嗜多盐这些伤肾的生活习惯。此外,要注意性生活应适度,应根据个人体能和健康状况,选择恰当的频率。

良性前列腺增生症与年龄增长相关,50岁的男性中有一半会出现前列腺增生的症状,到了80岁则上升为80%。预防或减缓前列腺增生症的发展应从平时生活做起。前列腺增生症有六怕,即怕烟酒,怕辛辣,怕凉,怕运动过度,怕感染,怕憋尿。烟酒和辛辣食物会使前列腺充血肿胀,加重压迫程度;下半身保暖可改善逼尿肌功能障碍,缓解排尿的症状;适度运动可以改善局部的不适症状,但过度运动也会加重病情;

泌尿系统感染会加重前列腺肿大,加重排尿困难,而保持良好卫生习惯,增强体质有利于预防前列腺增生,长时间憋尿会加重肾脏和膀胱的压力,可能加重远期并发症的发生。

男性中年以后,随着年龄的增长,睾丸功能逐渐减退,体内血清睾酮部分缺乏易导致男性更年期综合征的发生,可出现体能下降,容易疲劳、记忆力减退、注意力不集中、烦躁不安、抑郁、潮热、阵汗和性功能减退等症状。除了药物治疗和注意日常起居外,特别要强调以一种开放积极的心理应对方式,正确认识到自身身体逐渐由中年向老年的过渡是一个正常的生理过程。此外来自家庭的情感支持也非常重要,此时的男性在人性和情感方面更为敏感和脆弱,妻子的体谅和鼓励是化解危机的良药。

白内障是全球第一位致盲眼病,临床最常见的白内障类型为年龄相关性白内障,即老年性白内障,多见于 50 岁以上中、老年人,随年龄增长其发病率升高;80 岁以上老人几乎 100%患有白内障,这个就和每个人老了都会长白头发的道理是一样的,它是晶状体老龄化后发生的退行性改变。生活方面有哪些注意点?一要养成良好的用眼习惯:每次看书、看报、使用手机或电脑时间控制在 30~40 分钟以内,不在黑暗的环境中看手机或电脑;勤做眼保健操、按摩眼周穴位、放松眼部肌肉、促进眼周血液循环;适当进行户外运动和远眺。二要坚持规律的作息:正确认识自身眼部机能的变化,保证休息与睡眠时间,就寝前情绪平稳,并坚持早睡早起;适当体育锻炼可促进睡眠并增强机体抵抗力;保持心情平稳和愉快。三要重视眼部防晒:准备一副浅色的太阳镜,在需要外出和阳光强烈时佩戴;不直视阳光,以避免大气中紫外线加速白内障的进展及引起视网膜光损伤。四要定期检查:建议至少每年进行一次视力及眼底等检查,及时了解眼部及视功能变化;一旦发现视力短期内急剧下降等应立即就诊。五要积极治疗糖尿病、高血压等全身疾病:可控制或减缓晶状体混浊,同时也有利于手术和术后恢复。

五、六十年龄段的男性

六十年龄段的男性基本都已经到了退休年龄,生理上"肝气衰,筋不能动""肾脏衰,形体皆极,则齿发去"。身高、体重逐步下降,皮肤松弛,牙龈萎缩,牙齿头发脱落,人体免疫系统机能进一步退步,较以往更容易感染各种疾病。由于退休后社会地位和生活节奏的改变,也可能出现情绪失落和不适应。

骨质疏松症在我国 60 岁以上的老年人中,男性的发病率在 15%左右。随着人口老龄化的到来和人类寿命的延长,发病率有进一步上升的趋势,骨质疏松症被称为

"无声无息的流行病"。骨质疏松症是一种以全身性的骨量减少,骨组织显微结构受损,继而引起骨骼脆性增加,骨的强度降低,在无创伤、轻度和中度创伤的情况下,骨折危险性增加的系统性骨骼疾病。以腰背疼痛、身高缩短、驼背,甚则骨折为主要表现。一旦确定有骨质疏松症,要进行规范化的治疗,目的是缓解疼痛、延缓骨量丢失,最重要的是预防骨折,只有这样才能将骨质疏松对人体的伤害降至最低。通过合理膳食营养和适当的体育锻炼使自身的骨量达到最大峰值,是预防生命后期骨质疏松症的最佳措施。饮食上多食用含钙、磷高的食品,如鱼、虾、虾皮、牛奶、乳制品、鸡蛋、豆类、粗杂粮、芝麻、瓜子、绿叶蔬菜等。坚持科学的生活方式,如坚持体育锻炼,阳光下的运动,多接受日光浴,不吸烟,少饮酒,少喝咖啡、浓茶及含碳酸饮料,少吃糖及食盐,尽可能保存体内钙质,丰富钙库。

心脑血管疾病是一种严重威胁中老年人健康的常见病,泛指由于血脂紊乱、血液黏稠、动脉粥样硬化、高血压等所导致的心脏、大脑的缺血性或出血性疾病,全世界每年死于心脑血管疾病的人数高达 1 500 万人,居各种死因首位。防心脑血管疾病的秘诀在于"合理膳食、适度运动、戒烟限酒、少盐和心理平衡"。疾病高发人群应当注意多吃粗粮、蔬菜、水果等富含纤维的食品,多吃鱼和鱼油制品调节血脂,多吃豆制品,适当减少脂肪和胆固醇的摄入。不要喝凉水或吃冷的食物,晨练之前或晚上睡觉前最好喝一杯温水,这样便于稀释血液,保证血管相对畅通,以减少疾病的发作。要保持持续而缓和的运动,避免清晨气温寒冷时锻炼。一定要戒烟和控制饮酒,保持心理健康与乐观,尽量少生气避免情绪剧烈波动。

六、七十年龄段的男性

七十年龄段的营养吸收变差,皮下脂肪储备也慢慢消耗,皮肤更为粗糙,肌肉乏力,行动迟缓,反应迟钝,记忆力也越变越差。

超过 65 岁的人群中,阿尔茨海默病的发病率大大增加,每 100 个老人中就有可能 5 个罹患此病,其中 60%～80% 表现为痴呆。此病已经成为全世界导致死亡人数最多的四大疾病之一,且至今仍无法治愈或有效控制。阿尔茨海默病起病隐匿,早期识别、早期治疗能改善患者的生存质量,并能延缓病程的发展。如果出现了以下现象,说明日常生活自理能力逐渐丧失,千万不要忽视这些小细节,这些极有可能就是阿尔茨海默病的征兆。记忆力减退、在熟悉的地方迷路、语言功能反应迟钝、行为举止改变、不能正确穿衣、不能判断物体的位置等。预防的方法很多,最主要的为起居有规律,高质量的睡眠;饮食清淡,饥饱适宜,不食辛辣,戒烟戒酒,多食蔬菜、鱼肉坚果,控制血压、血糖、血脂、尿酸等;体能锻炼方面如太极拳、慢跑、快步走等。

对于老年人防跌倒是日常生活中非常需要关注的一点,因跌倒而导致的骨折或因长期卧床引发的其他疾病往往是致命的。老年人自身首先要克服"怕跌倒不敢动"的心态。有研究表明,增加体力活动,对预防老年人跌倒有重要作用,活动多的老年人跌倒引起的危害明显少于不活动者。散步、慢跑、各种形式的体操及太极拳等都是适宜老年人的活动。运动前做准备活动也是防止运动中跌倒的保护因素之一。

老年人防跌倒也离不开来自家庭的陪伴和支持。家庭中的小辈在老人起床、散步、如厕、洗澡的时候要陪伴照顾,以防他们跌倒,视力、听力差的老年人外出一定要有人陪同。家人要帮助老年人建立适合老年特点的生活环境,室内应有足够的亮度,光线分布均匀并避免闪烁;地面平坦不湿滑,通道不应有障碍物;座椅高度应方便老人站起;走廊、厕所、浴室设有扶手;沙发勿过度松软、凹陷。此外,老年人穿着适宜也有助于防跌倒,选择鞋底防滑、大小合适的鞋子,衣裤避免过长、过大。

七、八十及以上年龄段的男性

八十及以上年龄段的男性,行动迟缓,身体各脏器功能进一步衰退,因而各种疾病发生率和严重程度较以前明显增加。现代人除了追求长寿,更重要的是在长寿的基础上生活要有较高的质量,这就需身心都要健康。

饮食不能偏废。在饮食调摄上,还是要强调注意营养均衡,老年人特别要选择易于消化的食物。有些老人选择"全素"饮食,这是不提倡的,实际老年人的蛋白质分解代谢大于合成代谢。因此可适当多吃含蛋白质、钙、铁的食物,比如豆类、鱼类、禽类、蛋类、牛奶等。少食多餐,细嚼慢咽,多食新鲜蔬果,增加膳食纤维防止便秘,同时还要注意食物安全卫生与平时服药的禁忌。

坚持适度运动。运动是生命的源泉,锻炼是有效预防疾病、延缓衰老的处方。老年人可根据自身体质、爱好、条件,适当选择运动项目进行锻炼,提高循环血量,改善脑的血液和氧气供应。最好能达到每天一小时,以身体出少许汗,呼吸、脉搏稍微快一些为度。

保持积极乐观。老年人心理问题也不容忽视,丧偶、空巢等造成心理上的孤独,会使老人变得精神不振、性情孤僻,从而丧失生活信心,因此儿女们和同伴们的陪伴鼓励对他们来说很重要。要鼓励老人保持乐观情绪,善于与人交往,多参加社交活动,和其他老人在一起聊天娱乐,保持心理平衡,笑口常开,可增加肺呼吸量,增加大脑的氧气供给,提高大脑生理功能。要保持多听多读多察多思,做自己喜欢的事情,通过音乐、绘画、阅读、写字等,保持热爱生活、热爱大自然的良好情怀。

小结: 你会在上述健康生活方式提示中发现"规律起居""均衡饮食""充足睡眠""适量运动"等都是反复出现的高频词汇,就像"重要的事情说三遍"一样,这些生活方式对健康非常重要,反复地提醒和强调永远不嫌多。无论你现在处在哪个年龄段,希望大家都能回望和反思过去的生活习惯,并践行当下的健康生活方式,做自己健康美好生活的第一责任人。

陈　豪

第十七章　男女有别的健康

　　随着医学技术的不断提升,人类的致病原因由先前主要由传染性疾病造成转向了非传染病,并开始向慢性疾病发生转变。而此时健康的概念和影响因素也更多受到社会因素影响,越发地呈现社会科学化。世界卫生组织提出健康超越了医学的意义,健康"不仅仅是没有疾病或体质虚弱,而是一种身体、精神、社会生活上的完好状态"。也是因为社会性原因对于健康的意义,人们逐渐开始关注社会因素导致的健康差异,在关注的众多因素中,性别既是一种生理指标也是一种社会指标。

　　在现实生活中,我们经常发现男性女性的健康状况并不一样,女性寿命更长,但她们生病的次数也更多,女性所患的疾病更多的是非致命性的慢性病和急性病,而男性会发生更多的急性疾病和很早就死亡的现象。在发达国家数据也发现了这种奇怪的现象,即虽然女性的平均预期寿命要比男性长,但女性的自评健康状况却比男性差,这被称为"健康的性别悖论"(Gender Paradox of Health)。这与我们日常所观察的也是保持一致,女性显得更易生病柔弱,但是寿命比男性长。世界卫生组织《2019世界卫生统计年鉴》报告中的数据也显示,女性在预期寿命及健康预期寿命两个指标上都好于男性。有很多种解释来分析这种悖论,在本章中则主要是从生理角度和社会角度两个方面来进行论述。生理角度关注不同性别下疾病的发生情况和致病原因,而社会角度则关注健康的性别差异,健康的性别差异是指两性在获得机会、享受卫生资源、接受医疗卫生服务方面的客观差异,即性别角色不同,两性可能在疾病的易感性、卫生资源的利用、卫生服务的可及性方面存在不均等的现象。

一、健康的性别差异

　　每个人在一生中都会遭遇疾病,男性和女性在面临相同疾病问题时对健康的感受是相同的，但女性更多遭受到的是非致命性的慢性病和急性病。例如女性在心理健康方面更差些。巴斯克大学研究人员在西班牙 3 个不同地区的数据结果也证明了这点，数据具有很强的代表性，包括了不同年龄段和不同社会地位的人群，结果表明女性患有抑郁症或焦虑症的比例高于男性。但男性则会经历各种致命性的健康问题，比如心血管疾病、癌症、中风、肺气肿等——这些都是导致死亡的主要病因。美国男性的平均预期寿命要比女性短 6 年，老年男性中的死亡原因主要是重症疾病，年轻男性多为高凶杀率和意外事故。

具体来说，在一些致命性的疾病方面男性的比例高于女性。例如，心脏病是人类健康的头号杀手，《柳叶刀》的文章中也提到在美国 2017 年的情况，24.2％的男性死亡是由心脏病导致的，而女性中的这个数字为 21.8％。由癌症导致的死亡占男性死亡的 21.9％，女性的比例为 20.7％。男性在很多癌症中的发病率远远高于女性，比例高达 2：1，其中咽喉癌、膀胱癌的男性是女性的 4 倍。另外，由慢性呼吸道疾病导致的死亡占男性死亡的 6.2％，女性的所占比例为 5.2％。

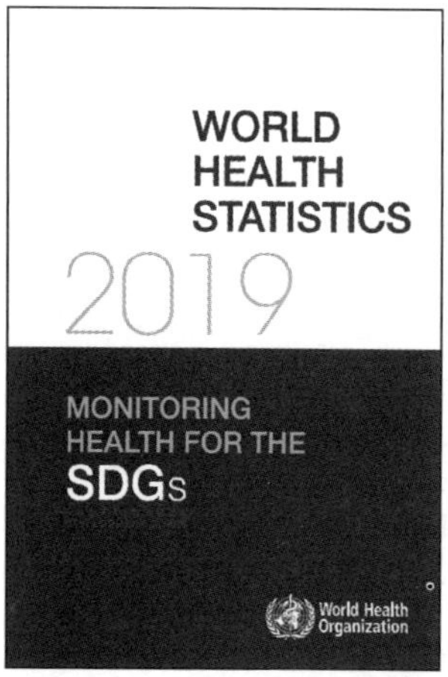

图 16.1 《2019 世界卫生统计年鉴》封面

《2019 世界卫生统计年鉴》部分内容：

"7. 女性比男性长寿，但额外的寿命并不总是健康的。

2019 年，预期将有超过 1.41 亿儿童出生，包括 7 300 万男孩和 6 800 万女孩。而根据最近的死亡风险，男孩的平均寿命为 69.8 岁，女孩的平均寿命为 74.2 岁，相差 4.4 年。不同疾病的发病率随年龄而异，但女性的寿命通常比男性更长，所以一些疾病在女性中可能更常见。

8. 女性的健康预期寿命大于男性。

9. 造成男女预期寿命的差异原因。

造成男性寿命减少的原因是多种多样的，例如缺血性心脏病减少 0.84 岁、道路伤害（0.47 岁）、肺癌（0.40 岁）、慢性阻塞性肺病（0.36 岁）和人际暴力（0.21 岁）等。"

二、健康性别差异机制

从个人的现实体验到各类疾病的致死情况，男女之间都存在着巨大的差别，例如女性的预期寿命更长,但可能会遭遇更多的心理健康疾病。相比而言,男性预期寿命则会更短,男性遭受到致命性的疾病和情况的可能性更高。为了解释两者差异,后文试图从男女性别本身的生理因素和社会因素来解释分析。

(一) 生理因素: 生而不同

生理性别差异表现在染色体、基因表达、荷尔蒙、免疫系统和解剖学(比如体型大小、性、生殖等)的差异。由生理性别导致的健康差异包括,比如女性会患有宫颈癌,男性会患有前列腺癌,与 X 染色体相伴的免疫调节会提高女童的免疫反应,在很多情况下会降低 5 岁以下女童的死亡率。2020 年 8 月的医学期刊《柳叶刀》综述了男性和女性在发病、诊断、治疗都存在广泛差异,性别所造成的差异在医学上是广泛存在的,涉及疾病的病因、发病率、诊断与治疗。在初中知识的学习中我们就知道男女的染色体的差异,男性是由于父亲的 Y 染色体的传递,但生理上的不同染色体则会带来健康的差异。由于特殊的身体构造,女性在经期、生育期以及更年期往往也会更容易感受到各种身体上的不适。

补充知识:Y 染色体是会携带功能特殊基因,让胚胎发育出男性特征,男性体内只有一条来自母亲的 X 染色体。Y 染色体上的特殊基因会给某些疾病带来更高的风险,而 X 染色体的单一来源也可能让某些重要基因的表达不足或者偏高。而女性,存在着两个 X 染色体,X 染色体上的基因多样性更丰富,可能增加疾病发病率,也会带来好处。这些遗传学差异不仅影响男女所患疾病的种类,还会影响发病率、临床特征以及病情轻重,甚至影响治疗。

(二) 社会因素: 活而不同

生理上的差异无法改变,但是影响健康的社会因素在男女之间也存在着差异。《2019 世界卫生统计年鉴》报告也显示即使在男性和女性面临同样的疾病,男性往往比女性更少去求医问药;就 2016 年全球自杀死亡率而言,男性比女性高 75%;道路伤害造成的死亡率,男性是女性的两倍。这些数据和现象也可反映出背后社会因素,以下将从性别角色与特质;健康风险和生活方式;三种社会制度因素(婚姻、就业、收入)来分别解释健康性别差异产生的原因。

1. 角色与特质:性别角色

男性和女性面临同样疾病的地方,为何男性往往比女性更少去求医问药? 一是

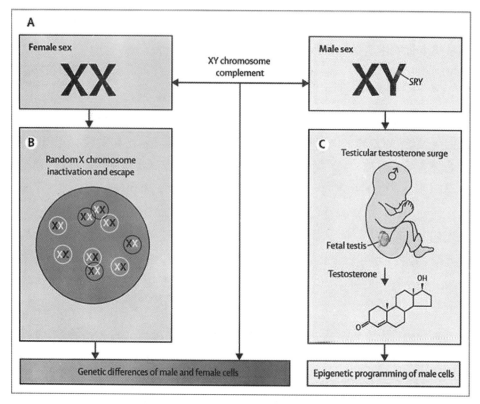

图 16.2　性染色体的影响（图片来自参考文献）

坚强的男性容易缺少社会支持。这是与"男性应该是强壮的"的男性气质有关，"男儿有泪不轻弹"也导致男性在遇到疾病时较少选择寻求帮助、向他人倾诉。在成长阶段，在孩子的教育和角色定位上，鼓励女孩发展支持性的社会行为或者家庭关爱等，而男性则更多是强调发展独立自主性，更少训练社会交往。因此成年男性在面对亲密关系和其他社会支持的时候往往并不自在，会受到这些的限制。当男人在没有达到社会期望的时候，则会感到更多的羞愧，而不是去寻求帮助。而老年男性，在社会交往中则会呈现出更加孤独的状态。当过大的压力无法疏导时，就会产生极端行为。这也是为何《2019 世界卫生统计年鉴》报告显示，2016 年就全球自杀死亡率而言，男性要比女性高四分之三（75%）。二是强大的男性需要健壮的心脏。在传统社会中，疾病行为会降低男人在性别特质等级中的地位，使男性在与女性的关系中处于不利的地位，甚至会产生对男性所具有的优越性的怀疑。另外，男性的一些性格特征如暴躁、强权、竞争性、进攻性等，都极易引发过度劳累、精神高度紧张，进而导致男性冠心病的高发病率和死亡率。

而性别角色也会给女性带来健康层面的损害，"女性气质"往往被塑造成屡弱的、惹人怜惜的形象，符合中国传统文学中对"美人"的期待，例如在《红楼梦》中林黛玉就体弱多病。因此女性也会更加情绪化，并且容易受到负面情绪的影响。另外女性也会被塑造成贤妻良母的形象，常常被认为是家务劳动的主要付出者，女性会被要求承担更多的家务和对孩子的照顾，孩子会带来轻微的心理压力，从而心理压力会导致身体健康变差。

2. 健康风险与生活方式

20 世纪 80 年代后期美国社会心理学家查德·杰赛首次使用"风险行为"这一概念，主要是分析危害青少年健康的行为并进行心理学的诠释。世界卫生组织将健康风险行为(Health Risk Behavior)定义为吸烟、酗酒、药物滥用、过早不安全性行为、膳食不合理、缺乏体育锻炼等。其中吸烟、酗酒、打架、药物滥用等都是与男性特质相关程度较高。而健康生活方式是指个人的做法、行为以及规范的集合，在传统意义上包括饮酒、吸烟和饮食等习惯。生活方式对于健康的影响巨大，恩格尔在美国的研究中通过对疾病各个因素的分析，得出各个因素的占比，一半的疾病与生活方式和行为有关，二成与环境因素有关，包括社会环境和自然环境，二成与遗传等生物学因素有关，还有一成是与卫生服务有关。世界卫生组织等机构的研究也表明，生活方式对于健康的作用十分重要。

生活方式上男性要比女性更加不健康。例如，世界卫生组织(WHO)的 2019 年报告显示，全球男性烟草消费者的数量出现有史以来首次下降，但男性烟民仍占全球烟民总数的四分之三以上。2019 年中国吸烟人数约 3.5 亿，如今全球约有 13 亿人吸烟，全球每年有 490 万人因吸烟而死去。中国目前成年男性中 60％以上吸烟，烟民有 3 亿多。中国疾病预防控制中心最新发布的 2018 年度的中国成人烟草调查结果显示，2018 年我国 15 岁以上人群吸烟率进一步下滑至 26.6％，其中男性吸烟率下滑为 50.5％，女性吸烟率下滑为 2.1％。而另一方面的数据显示男性比女性更多地死于肺癌，就与男性更高的吸烟比例相关联。

男性在各种导致意外伤害的行为比例也很高。例如，男性比女性更倾向于选择吸烟、酗酒等，男性会有比女性更多开快车等违法行为则更可能导致风险增加。这也是为什么《2019 世界卫生统计年鉴》报告数据显示"道路伤害造成的死亡率，男性为女性的两倍"。

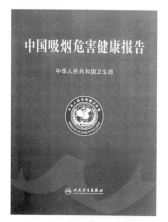

图 16.3 《中国吸烟危害健康报告》封面

2012 年 5 月 30 日,中国卫生部在北京举行世界无烟日宣传活动,发布了《中国吸烟危害健康报告》,《报告》采集国内外科学研究证据,系统阐述了吸烟及二手烟对健康的危害,分析了烟草依赖的原因,介绍了戒烟策略与措施。

"(3)我国吸烟人群逾 3 亿,公众对吸烟危害认识严重不足;

(4)烟草烟雾中含有 69 种致癌物;

(5)二手烟暴露没有"安全水平";

(6)"新型卷烟"并未降低疾病风险;

(7)吸烟成瘾是一种慢性疾病。"

3. 婚姻制度

男性从婚姻中获得更多的健康回报。在中国传统的观念中,"男主外,女主内"。家庭分工和角色认知的性别差异使得丈夫在生活中更容易获得来自妻子的健康照料,而妻子的健康照护则不得不更多地依赖自我保健实现。当一位已婚男性患上慢性疾病时,其配偶往往需要承担更多的日常家务劳动、照料责任和决策压力。男性在家中则是被照顾者角色,男性更少地参与到家务劳动工作中,并且家庭中的公共资源则会向男性偏移,而这可能会造成婚姻更有助于男性健康。

4. 就业制度

工作可以提升人们的健康水平。流行病学研究中观察到的某类从业者的总死亡率较一般人群低的现象,学者提出其可能的原因包括:首先,工作场所提供了具有相似社会经济地位的人们之间交往的便利,同事之间的交往可能为健康的生活方式的养成提供有价值的信息。其次,稳定而规律的工作往往促使人们起居作息更加规律,也让人办事更有计划性和目标性。最后,雇主可能为工人提供健身场所、购买健康保护。而社会交往、生活方式和健康保护都是有利于个体健康的因素。

5. 收入制度

男性会有更高的收入,而更高收入则会有助于健康。收入因素在考察健康不平等影响因素中受到的关注最多。收入如何影响健康不平等的机制已有很多的成果,例如社会经济地位可以导致医疗服务可及性和质量差异,会带来健康不平等。国外的研究发现虽然各国健康不平等状况存在差异,但每个国家都存在亲富人的健康不平等,即健康不平等对高收入者有利。对中国民众的健康不平等进行的研究也有同样发现,人们的收入水平同他们的健康状况呈正向相关关系,即随着收入水平的提高,主观上的健康状况也越好。

中国城市人口健康存在显著的性别不平等现象,男性健康水平要好于女性,而这种健康的性别差异主要是由于不同性别在社会经济地位上的差异造成的,女性处于明显的弱势地位。学者研究表明在中国农村,教育对女性的健康回报更大,也就是说因教育导致的健康不平等在农村女性中更显著。

三、结论:健康平等与公平

不管是《2019世界卫生统计年鉴》还是顶级期刊论文都发现健康存在显著的性别差异,虽然女性的预期寿命要比男性长,但是女性所患的疾病更多的是非致命性的慢性病和急性病,这些疾病不会迅速致命,但会严重影响她们的生活质量。学者曾将疾病分布的性别差异称为"疾病之冰山":看得见的冰山之一角是男性所患之重症疾病,看不见的水下巨大冰山体则是女性所患的大量的急性病、慢性病。

造成男女健康性别差异的原因有生理性的,其中性染色体的架构就有着区别,所携带的基因丰富程度和稳定程度也存在着差异。也有社会性的,例如性别角色的差异,社会对个体的角色和特质的期待的区别;健康风险和生活习惯的区别;各种社会制度因素对于健康作用的差异等。但我们区别健康的性别差异是为了更好地提升健康性别的平等,减少男性女性的健康风险和性别歧视。不只是看到男性或者女性两者间的健康差异,而是以提升各类群体的健康为目的,更多关注整个社会的健康平等和公平。这也是健康中国战略所要建设的总体目标之一,即到2030年,全民健康素养水平大幅提升,健康生活方式基本普及,居民主要健康影响因素得到有效控制,因重大慢性病导致的过早死亡率明显降低,人均健康预期寿命得到较大提高,居民主要健康指标水平进入高收入国家行列,健康公平基本实现。

梁海祥

第十八章　形象管理与社交礼仪

在古代中国，一个男人想要在社会生活中取得一定的身份和地位，除了通读"四书五经"外，在精神生活里对经典著作中的思想有过深刻的研究与理解，还要掌握"君子六艺"，也就是在实践生活中表现出足够体面的趣味。"六艺"分别为礼、乐、射、御、书、数，而其中首要的"礼"，指的就是礼仪。

一个人的礼仪以他的内外形象作为基础，而一个人的形象无疑是他身份与品位的象征。当我们初次见到一个人时，我们首先会通过他外在着装的颜色与款式来大致判断他的性格——是明亮色系，象征着这个人性格开朗活泼，还是大地色系，象征着这个人沉稳而睿智呢？然后会看到他的面部、他的发型——是孔武有力、意气风发，象征着这个人思维敏锐而行事果决，还是蓬头垢面，象征着他逍遥自在，所以不修边幅呢？这些判断往往都是在下意识的过程中不由自主地产生的，虽说相貌是天生的，长成了什么模样基本上很难再有大幅变化，但是在形象管理中有一个非常重要的原则能够帮助我们赢得别人的好感——不必奇装异服，也总不能邋里邋遢——只需要干净整洁，就足以令人感到真诚，从而给人留下良好的印象，也为你们的相处打下相对稳固的基础。

干净整洁，说来简单，但大道至简。

除了保持良好的卫生习惯之外，选择适合自己的发型与着装往往能起到事半功倍的效果，而发型的选择又与脸形息息相关。下面有一些经验可以分享给大家：方形脸的朋友建议选择寸头或侧分后梳，简单而阳刚的发型线条可以与脸形相辅相成；菱形脸的朋友可以尝试增加头发的蓬松感，用短刘海盖住一部分的额头，可以给人帅气潇洒的感觉；长形脸的朋友可以尝试短碎发或者短侧分，可以起到修饰脸形的作用；鹅蛋脸的朋友则建议将两边的头发修短，上面不论是背头或是短刘海都会很好看。这里只是简单举了几个例子,实际的选择还是要搭配个人气质,例如层次感强的发型会给人留下机敏的印象,而稍长一点的自然刘海则是文艺风范的绝佳体现。另外在帮人设计造型的时候,经常会有男士问我,说男生有没有必要修眉毛,我的答案是——有!毕竟我们的眉毛并不会按照模特的样子来生长,而经常是长得冗杂成一团。其实男士修眉的步骤也不复杂,关键在于修去多余的杂毛,让标致的眉形来提升自己的精气神。

相比起发型和眉形,着装往往是许多男生会忽视的形象上的重要部分。大多数男生不像某些女生,会对自己的服饰精挑细选,不仅会看重款式和颜色,还要将首饰的协调感考虑在一起。大多数男生穿着打扮的唯一目标在于——舒适自在。当然,舒适自在本身是无可厚非的,但是穿着打扮这项形象上的硬性指标如果没有善加运用,对在乎外界评价的人而言,恐怕会是一种遗憾。

不论是什么样的年龄、什么样的职业,什么样的兴趣爱好,还是什么样的审美品位,都能通过穿着的风格得到彰显。至于具体的穿着方法,有一个非常实用的原则可以分享给大家——穿着打扮"4W"原则。

所谓"4W"是四个英文单词的缩写,分别是:Who、Where、When 和 Why。下面我们来一一详细介绍。

1. Who——何人穿

首先第一点的这个 Who,意思是"由何人来穿着"——是洋溢着青春活力的元气少年,还是儒雅随和而学富五车的大学教授?俗话说:"量体裁衣。"一个人的形象是他身份与品位的象征,在选择穿着的时候,要综合考虑穿着者的年龄、体形、职业、个性与爱好等因素,才能更好地表现出适合他的气质。

2. Where——何地穿

如何根据场合来选择自己的穿着,是一项综合考验一个人的形象管理能力与社交礼仪的命题,看似简单,实则大有学问。上学上课大概没有必要穿得西装革履,而商务会谈中也很显然不应该穿短裤。许多场合通常会有相应的适宜着装,不仅在款式有一定的要求,颜色的选择也不能马虎。好比说去参加一个好朋友的婚礼,如果不是司仪或者其他较为严肃的人员,在这种喜庆的场合之中,穿得全身黑色似乎就不太妥当了。

3. When——何时穿

一天有昼夜交替,一年有四季轮回,着装不仅为了美观好看,还要讲究时效性。通常一天的正午与一年的夏季会比较炎热,在选择穿搭时可以适当以舒适自在为标准,而秋冬季节则应该避免穿上背心短袖外出,不然恐怕会被当成"穿越"过来的人。穿得舒适当然重要,不过还是要首先考虑其他三个因素。

4. Why——为何穿

为何穿,也就是选择这一身穿着,是为了什么目的。各行各业都有职业服装:警察穿警服,法官穿法官服,医生穿白大褂……这样的穿着将职业最直观地体现出来,每种服饰都具有一定的设计目的,而最重要的目的无非在于将自己更好地介绍给别人。每次出门之前,不妨仔细斟酌一下今天出门的原因:是去上班,要坐在办公室里与同事和领导相处,还是去参加亲朋好友组织的联谊活动?自己会见到什么人,希望给别人留下什么印象?除此之外,又会不会给其他人留下不一样的印象呢?

把握好"4W"原则,再逐渐通过经验的累积,就能让我们在着装的选择上无往不利。不过除了服饰之外,我们还应该特别注意自己身上的配饰,因为这些细节对于许多人而言具有"一叶知秋"的效果,善加运用,往往会具有意想不到的妙用。

（1）手表

作为随身携带的"时钟",手表的功能便是提醒并强化佩戴者的时间观念,而佩戴手表的人也会给人留下准点守时的良好印象。不同的表带有着不同场合的讲究,金属或皮革的表带较为正式,适合工作佩戴,闲暇时就可以根据性格挑选一些设计活泼新颖的手表。虽然现在用手机看时间已经很普及也很方便,但手机上的时间永远取代不了手表作为守时的象征,更何况佩戴手表还能突出手腕的线条感,起到美观的作用。

（2）鞋与袜

鞋子是品位的背景,而袜子则是品位的枢纽。作为服饰中较为不显眼的鞋与袜,同时也是出行的必备品,很多时候隐藏着穿着者的态度——休闲的态度会选择运动鞋与帆布鞋,稍微正式的则有马丁靴,更正式的还有乐福鞋与德比鞋等等。在搭配西装的正式场合要选择黑色系的带式皮鞋与黑色袜子,另外鞋袜的颜色与下装的颜色搭配好的话,可以起到修饰腿型的作用。

（3）眼镜

很多近视或远视的朋友需要佩戴眼镜,有时候会感觉像是累赘。换一个角度看,近视很多时候是由于用眼过度,眼镜也化身为勤劳的象征,如何选择一副适合的眼镜也变得至关重要。通常方形镜片、金属边框的眼镜代表着理性与严谨,而圆形、椭圆形与板材边框的眼镜则较具亲和力。颜色的选择上也可以参考服装和领带,相近的色系会产生协调感。

(4)领带

职场中正式的西装通常都会配套扎领带,领带的颜色与款式代表了一种对他人情绪的期待,可以根据自己的职场位置与需要会晤的人士来选择。在较为正式的场合中,深色、斜纹类的领带能够使人感到稳重与理性,而花纹或鲜艳的领带则会使人感到轻松或振奋。

篇幅有限,关于着装与配件的话题无法详细展开介绍,希望上面简单的几点概括能够抛砖引玉,在这个领域内为平时疏于管理自身外在形象的广大男同胞起到启蒙的作用。熟练地挑选合适的着装并塑造出良好的形象,不仅是对自身修养的表现,也是对他人的敬重,更是形成社交礼仪的第一个步骤,也是非常关键的一个步骤。而说起社交礼仪,就好像谈到了一个更抽象的学问。虽然说中国自古以来就是礼仪大邦,在国际上也屡屡为人所称道,但随着被提及的频率逐渐降低,"礼仪"这个概念也似乎变得有点令人感到陌生。余秋雨曾说:"所谓礼仪,就是文明人的行为规范。可以说,不懂得礼仪,就是自外于文明,自外于社会。礼仪不是一种训示,亦不是一种说教,而是一种社会契约。要让这份契约订得有效、订得完美,应该形成热闹的互动、互补。"本着余秋雨先生"互动、互补"的美好愿景,这里有一些得到过广泛认同的观念,分享给大家,希望能够共同勉励。

社交礼仪大致可以分为四类礼仪:家庭礼仪,公共礼仪,职场礼仪,国际礼仪。四类的区别仅仅在于场合的不同,除此之外,重要程度是旗鼓相当的。

1. 家庭礼仪

人类道德的起源在于家庭,父母之间的相处模式会对孩子产生耳濡目染的影响,进而传承并影响到下一个家庭。夫妻之间,长辈与晚辈之间,兄弟姐妹之间的关系都是组成整个家庭结构的重要基础,如果没有良好的家庭礼仪作为基础,也当然不会形成稳固而协调的家庭结构。

(1)夫妻关系

如果把一个家庭比喻成一个"人",那夫妻就是这个人的两只"手"。两只手不分彼此,面对大大小小的问题,只有互相帮助才能协力肩负起家庭的责任。丈夫除了事业上的操劳之外,也应该对妻子表示更多的关心,对妻子为工作与家务的付出给予一定肯定和认可,最好也能参与其中。而妻子也应该去体恤丈夫所背负的家庭责任,给予充分的理解和信任。面对问题,在家里要达成互相沟通的共识,对外则一定要给丈夫留足面子。真正能够长期维持良好关系的夫妻之间通常被形容为"举案齐眉""相敬如宾",这并不是不鼓励轰轰烈烈的爱情,但两人之间如果从爱情变成了亲情,这是非常了不起的转变,更应该保持尊敬与礼节。

(2) 长辈与晚辈

孩子往往会效仿父母的行为模式,在养育子女的过程里,不仅要"言传",更应该做到"身教"。父母的生活习惯和语言习惯在孩子眼中都是在应对这个世界的各种情境中特定的处理方式,在孩子还没有形成自己批判性思考之前只会盲目模仿,同时应该注意长辈与晚辈之间家庭地位的平衡,长辈拥有权威,但也请给孩子多一点的耐心与倾听。独裁的环境酝酿出消极与麻木,开放包容的环境才会诞生信心与创见。另外,即便是在跟孩子相处的过程中,也要养成将"请""谢谢"等礼貌用语挂在嘴边的习惯,让孩子得到尊重、感受尊重,也因此能学会尊重他人。

(3) 平辈关系

平辈广泛地包含了所有兄弟姐妹与所有同龄人。相比起亲兄弟姐妹,较远的亲戚,如堂、表兄弟姐妹似乎总是"别人家的孩子"的代名词。良性的竞争能够激发斗志,使人奋发图强,而恶性的攀比只会令人陷入对幻影的盲目追逐,不论成败都终将迷失自我。在面对年幼的弟弟妹妹时,不妨大度一点,给予足够的关爱,同时做好引导的榜样作用,讲究"以德服人";而在面对年长的哥哥姐姐时要保持谦虚,时刻谨记换位思考,讲究"以理服人"。

2. 公共礼仪

公共场合与公共设施是为了服务公众的公共生活而建立的。社会环境的美好与社会秩序的稳定都需要每一位参与者来共同维护。一个文明社会的建立离不开公共礼仪的普及。

(1) 己所不欲,勿施于人

试想一下,如果我们生活在一个这样的环境里:街上到处都是宠物的粪便,开车时即便前方是绿灯也有行人横穿马路,走过每一栋高楼都要提心吊胆,提防着被高空抛物砸到,那该多可怕! 在我们图自己一时方便的时候,想一想这样做可能会为别人带来什么样的困扰,正如那句话所说,"发生雪崩的时候,没有一片雪花是无辜的",为了自己的方便而破坏了维持社会环境稳定与文明的公约,最终只会自食其果。

（2）为其他的人着想

在许多景点,甚至是在某些千年古刹,都处处可见触目惊心的刻痕:"×××到此一游"——无法凭借自身的努力建功立业,而妄想将自己的存在留存在前人功德的遗迹上,这种行为是卑鄙无耻的,也令其他目睹者的游兴大打折扣。被践踏的草坪也是同理,没有人愿意看见绿意盎然的青草之上盖着一行脏兮兮的脚印。为其他的人着想,是一种高尚的品德,也是营造出宜居的社会氛围的必备基础。用餐时照管好自己食物,让下一位用餐者不用倒胃口地避开桌子上的油污;如厕时记得"瞄准",如厕之后记得冲水,让卫生间从此不再臭气熏天。

（3）行业无贵贱

俗话说:"顾客是上帝。"这句话的意思是说服务业的人员应该照料好顾客,将其身份比作"上帝"一般尊贵,以此来践行自身行业的职业操守,但这并不意味着顾客就可以理所应当地把自己当成"上帝"。在不平等观念的支配下,许多场合出现了"颐指气使"的不文明现象,更有甚者的恶劣程度堪称侮辱。天道有轮回,行业无贵贱,每一位辛勤付出的劳动者都值得受到真诚的感谢,一个微笑,一个肯定的点头,不仅是对他人帮助的赞许,也是自身修养的最好体现。

3. 职场礼仪

步入职场之后,经常会有许多朋友纳闷:"我跟某某同事的能力不相上下,为什么每次提拔都选择了他/她?"抛开能力问题不谈,回到日常工作中的一言一行之中仔细考察,自己是不是忽略了哪些重要的职场礼仪呢?

（1）"说什么"

在职场生涯中免不了与领导和同事沟通交流,那些经常把"谢谢"、"对不起"和"请"三个词挂在嘴边的人似乎拥有着更好的人缘。对评价他人的反馈里不要夹杂太多个人的见解,尝试去顺着对方的思路来完善谈话的主题。谈论自我时也要避免滔滔不绝,让别人碍于情面而不忍打断,是非常失礼的行为,更何况言多必失。打断别人说话是非常不礼貌的,如果有必要插入言论,最好是在请示并得到许可后再发言。学习解析领导的语气与潜台词,迂回曲折的表达是对特定情况的具体暗示,不指名道姓,不代表大家对此没有意见。

（2）"做什么"

都说"职场如战场",我们的所有言行举止都是组成这场"战役"的"战略因素"。

不过也不需要将职场想象得太过可怕，因为已经有成熟的职场礼仪体系可供参照：除了完成好分内的工作之外，也要维持积极进取的态度，业余时间可以对行业相关的书籍与知识进行查漏补缺；不论是上下级，进屋之前都要先敲门，表示了拜访者对此次打扰或求助的预告与诚意；与顾客或领导握手时把握好适宜的力度，同时记得诚恳地看着对方的眼睛；收拾好自己的工作台，让自己拥有整洁的工作氛围的同时，也让你在别人的印象里添上了"自律"的色彩。

（3）"怎么做"

职场礼仪的讲究中，着装是最为显著的一点。穿休闲服进办公室是对整个工作环境的一种亵渎，不适合带入办公室的物件也应该在进入公司之前安置妥当。不同的行业都会隐藏着不同的职业道德，好比说警察为了维护治安而工作，医生为了医护患者而工作，但如果关系倒置，变成为了工作而"维护治安""医护患者"……那想必工作者与工作对象之间会难以和谐相处。与其"忍受工作"，不如尝试着从工作中积累经验，发现乐趣。不论是什么岗位，一个人的仪态都会对他和他周围的人产生很大的影响：端庄的坐姿、挺拔的站姿总能在提高工作效率的同时令人青睐，而不疾不徐、健康自信的走姿也是提升自身气场的制胜法宝。

4. 国际礼仪

随着全球国际化的进程加速，交通技术的提升，我们在工作、生活中多多少少都会接触到一些国际友人。面对这些肤色、发色都与我们不尽相同的外国朋友，相处过程中有哪些问题需要注意呢？

（1）尊重多元文化

每一个人都会在成长的过程中受到环境里的文化熏陶，从而根深蒂固塑造了带有特定文化背景的人生观、价值观与世界观。而面对多元的文化形态，除非是专家学者，否则过多的解读或批判都是有失体统的，是一种对他人的养育者的抨击。对于无法理解的观念，要像对待他人的品格那样敬重，争取求同存异。

（2）了解生活习惯

接待外宾时，一定要事先了解好他们国家或地区的生活习惯。例如招呼人过来，同样是四指回拨，掌心向上和掌心向下在某些国家就有"挑衅"和"招呼宠物过来"的意思，而在英国手心向外的 V 型手势有着"胜利"的含义，手背向外则有侮辱的意思。另外饮食习惯也要特别纳入考虑，在我们国家火爆各地餐馆的小龙虾，在许多欧洲地区的国家是敬而远之的。更经典的例子就是"皮蛋"——据说曾经有一个美国人在吃下一口皮蛋之后惊讶到怀疑人生！

（3）把握好谈话的尺度

虽然谈话的尺度在全世界都是一门学问，但在国际礼仪的范畴内更加严肃，因为这些谈话不仅代表个人，更是代表一个国家的形象，更何况对于许多失礼的问话，有些性情直爽的外国人甚至会愤然离席。初次见面时，尽量不要提及收入与情感等敏感话题，更要避免漫无边际地谈论大话与空话。凡事讲究实事求是，对不能认同的观点，也要争取理性讨论，尝试分析双方的思维过程，而不是上升到人身攻击，甚至是对整个文化的否认。

以良好的形象作为基础，再搭配成熟的社交礼仪，是一个新时代人才响应文明呼唤的最佳途径。管理自身形象与分享礼仪教化的过程就像"一滴水去洗涤一片海，一棵树去撼动一片林"，是一种觉知与扩散。愿我们都能变成自身所处环境里的那滴水、那棵树，坚信美好，践行美好，让这个世界因为我们每一个人贡献的微薄努力而变得更加可爱，更加宜居。

谢丽君

第十九章　女性眼中的健康先生

　　莎士比亚曾说:"幽默和风趣是智慧的闪现。"我觉得判断一个男性健康与否,拥有智慧应该是不可或缺的重要组成部分。因为这不仅仅代表了这个男人会从外在的形象上下些功夫来给别人留下好的印象——例如干净、清爽和整洁的装束总能令人联想到良好的生活习惯与作风,这些生活习惯与作风无疑会间接地从体质上帮助他变得更加健康;而拥有智慧的健康更多反映在心理层面:良好的心态与积极向上的观念,例如通过幽默与风趣来化解日常生活中的大小尴尬,更是一个男性称得上"健康"的重要依据,因为这意味着他在为人处世的过程里善于营造出一个良好的生活环境,好比说是一块优质肥沃的土壤,从里面发芽的种子会更加具有生命力。

　　"近朱者赤,近墨者黑",健康的男性往往能够有意识地管理好自己的社会关系。日常生活与职场生涯充满各种各样的诱惑,尤其是金钱。违背道德良知以及触犯法律的不义之财会在一个人的心里留下难以消散的阴影,负面与消极的心态和观念会从这些阴影中不断滋生。当然,人非圣贤孰能无过,能够及时反省并引以为戒才是最珍贵的素质。是与非的界限有很多时候并不是那么清晰明朗,但是每个人心里一定会有一把标尺,时时刻刻、反反复复地审查着自己的一言一行。这对每一个人来说都是非常困难的一件事,许多时候即便他们处心积虑地躲过了群众与公正的审视,也很难躲开自己良心的责难,长此以往慢慢变得麻木与利欲熏心——这绝对是不应该被鼓励的风气。知世故而不世故,不仅需要在处世过程中秉持着驾驭自如的诸般容忍,更重要的是需要一种强悍的意志力,对理想的坚守,以及一种忠于自己的人生的义无反顾的魄力。拥有这样素质的男性,是符合人们对健康先生的期望的。我接触过各行各业的人士,有些人很年轻,会以为健康是一辈子的,是上天赋予的,其实并不是,如果没有谨慎地照顾,失去之后追悔莫及也无济于事。身体的健康需要通过锻炼来维持，而那些健康的素质，那些柔弱而美好的素质，就更加需要坚守与呵护。我们可以谅解生病，但是我们永远鼓励让自己康复的意志。

我有很多的朋友都是夫妻两人共同创业，所以夫妻两人会在同一个办公室里工作，日常生活中难免产生意见上的分歧，但是有个朋友与她的丈夫相处得就非常和睦。有一次我请教她关于"健康先生"的看法，她的答复是："健康先生呢，我觉得除了身体健康之外，心灵也要健康。比如说有的夫妻两人都在同一个公司上班，经常会吵架，但是我们的员工就从来没有看过我们两人吵架。不光是在公司，在家里的时候，我们的小孩也几乎不会看到我们吵架。但是两个人会不会有争执呢？当然也会有，没有争执是不可能的。这个时候该怎么办呢？我总结了一点：当一个人愤怒的时候，另一个人就躲，不要把冲突继续放大，不然这样下去只会让对话变成狡辩，变成拌嘴，最后都会演变成为没有原则地互相攻击。我生气的时候他就会找机会幽默一下，跟我开个玩笑转移话题，这样就不会火上浇油，如果是他生气的时候我也找借口躲开，这样过一会两人就冷却下来了，能够好好说话了。"

"他也会生气吗？"我惊讶地问道。因为在我印象中她的丈夫不论是待人还是处事的一贯作风都非常温和，但是又能感觉到他严于律己宽以待人，相信她的丈夫在对待自己的人生时是非常严肃的。可是我还是很难想象这样的"好好先生"生起气来是什么模样。

"会的，他当然会生气。情绪的爆发都是在刹那间产生的，我们只要碰到这种情况，另一个人就会下意识地躲开话题，过一会大家调试过来了再好好讨论。这就是一种夫妻相处之道。你生气的时候他也生气，两个人气来气去就变成吵架了。我们在待人处世的过程中都会通过一些格言来时刻规范自己，像他的就是'泰山崩于前而色不变'和'不以物喜不以己悲'，我的格言则是'己所不欲勿施于人'，每个人都应该有自己的格言，我跟他也是这样教育我们小孩的。"

她和她的丈夫在事业上都有一番成就，家里的小孩也在自己感兴趣并且付出了精力的领域内小有建树。她与丈夫和孩子互相学习，互相陪伴，再到互相成就，婚姻稳定而美满，彼此的事业也有所成就。从小到大操心不断的孩子也在他的事业中渐入佳境，前途可期。不论是妻子、母亲还是同事，她的每一个角色都是优秀的，她非常感激能够拥有这样健康的家庭和事业，而这和她通过智慧付出的努力是密不可分的。

我还有一位从事新闻媒体行业的好闺蜜，有一次聊天我问她说："认识你跟你的先生这么久了，一直都很钦佩也很好奇，因为我很多朋友经常会跟我抱怨夫妻感情不和，不管是在家还是出门在外都会为了一点点小事而吵架。但是在我的印象里有一个成语叫作'相敬如宾',这个成语仿佛为你跟你的先生量身定制的。所以我觉得有一个问题请你来回答也许非常合适——你觉得什么样的男人称得上'健康先生'呢?"

"其实我们可以通过一些表现来判断一个男人算不算'健康先生'。我们夫妻两人一直以来都有一些习惯,或者说原则,这些习惯和原则教育传递给家里的小孩,他们也会认同。比如说我们不抽烟、不喝酒、不打牌,也不赌博,而且从小就教育孩子说不能碰'毒'和'赌',因为这会让你倾家荡产,变得六亲不认。所以我们家里人都对这些底线很坚持也很敏感。可能是因为我们上一代的教育也是如此,而且我们也确实有些朋友的家庭因此而倾家荡产。我以前是做新闻行业,各种场合都有接触过,像是在派出所里关押的人,很多都是因为毒和赌才进去的。所以从小跟孩子们讲的床边故事,其实都是一些改编的社会新闻。"

关于生活习惯,我还请教了另外一位家族里三代人都从事教育研究,但是单身至今的朋友。有一次我问她:"在我印象中你一直是一个高度自律的人,除了基本的作息和饮食以外,我很好奇你健康的生活习惯是天生的还是后天养成的。另外我还蛮好奇——你觉得一个健康的男士会有哪些生活习惯呢?"

她说:"健康的习惯塑造了健康的生活,而健康的生活能够维持健康的生活习惯,我觉得这是相辅相成的。每个人都有一些习惯,习惯养久了就会变成上瘾。有些人会对黄赌毒上瘾,但是像我很欣赏的男性,可能是那种喜欢阅读,或者偶尔在家里还有办公室里泡个茶或咖啡,邀请一些拥有共同话题的朋友坐在一起,有时候只是随意地聊聊亲朋好友的生活,有时候会对工作展开建设性的讨论,还有的时候谈谈人生谈谈理想,几个人能够互相支持互相勉励。另外规律的作息和饮食我觉得也是很基础的健康的习惯。如果你问我什么叫'健康先生',我觉得要看他有没有健康的习惯。"

我有一个朋友与她的丈夫从事着不同的行业,对于这个问题的回答也提供了比较独特的视角:"我觉得成为健康先生的前提是两人拥有健康的共识。我们从一开始就有受到家庭的影响,当然我们两个家庭都很和谐,但是双方的父母都很有个性,所以从小就被教育说,将来我如果结婚找对象,一定要好好跟对方相处,我们尽量去沟通,去交流,而不是让情绪占据上风。另外因为父母一直都很喜欢打麻将,为此还在家里吵过好几次架,所以我跟自己的丈夫有一个共识——我们的家庭不打牌也不打麻将。有一次他跟我提到说,他今天采访了一个案子,里面可能有一些法律问题存在,我跟他说'这是我的专业领域,可以让我去和客户交流'。所以从那以后我们就养成了一个习惯——夫妻之间一定要沟通。他在工作中碰到的五花八门的事情都可以跟我说,如果是我刚好熟悉的领域就能够帮他提供意见。至于我的工作中也有一些事情可能也会启发到他,变成一个新闻报道的标题。我们从最开始在车上无趣地开车、听音乐,到后来每天至少要交流半小时到一小时。把这个习惯养成以后,碰到很多事情我们就可以共同面对,不会让情绪突然爆发出来,所以我们之间发生争吵的机会确实比较少。另外一点就是,因为我们家庭背景的关系,使我们在夫妻实践的过程当中,一直把家庭当作公司来经营。我们有一句话叫作'夫妻同心,其利断金',所以我们一直都有一些共识存在。"

"所以除了健康的身体和心灵之外,"我问道,"还有特别重要的一点就是其实你们建构了一个健康的家庭,而这种健康的家庭生活就来源于和对方的沟通方式。"我试着做出总结,她与丈夫在生活与工作上相互协调并相互扶持,能够为对方给出专业知识的建议,在这种沟通的状态中,如果能够在一开始就把彼此的态度建立在互相理解、互相尊重的基础上,而不单单是为了利益进行考虑,那就是一种非常美好的婚姻了。

除了这几位朋友以外,我还访问了我身边的几位具有智慧的女性,在这里也把她们的回答简单分享给大家。

一位年长的女士回答我说:"我觉得是开朗、心灵健康的男人,是成熟稳重、尊重别人的男人。对人友善,有爱心,尊敬老人家,照顾弱者,这就是我心目中的健康先生。我觉得这跟从小的环境和父母的教育都有关系,父母绝对不能溺爱孩子。"

一个年轻的女孩回答我说:"我觉得在女生眼中,健康分为身体上和思想上的。身体健康很重要,运动是保持健康的重要前提,合理的饮食也是保持健康的重要保障。思想健康也非常重要,教育是思想健康的根基,正确的三观是维持思想健康的重要法宝,良好的环境是促进思想健康的重要因素。只有身体上和思想上都健康才算得上是一个'健康的先生'。"

还有一位出版社的编辑老师给我的回答是:"我觉得是否喜欢阅读是衡量一个男性是否健康的一项标准。阅读又分为很多种:有的人喜欢看成功学著作,有的人喜欢看文学小说,有的人在书中寻找知识,有的人寻找快乐——但是拥有这个习惯的人,不论男女都一样,是拥有一定的求知欲,并且可以做到谦卑地向他人学习的人。这种品格非常珍贵,因为有的时候男生可能背负的社会责任更加沉重,也更容易变得自高自大,所以这种品格如果出现在男性身上,是比较罕见,也比较符合我对健康的定义。"

著名社会学学者李银河曾经提出:"性别平等就是在一切场合女性都应该和男人

平等,"这也是她所追求的。她认为男尊女卑的思想有很多历史和文化的积淀,古今中外几千年的男权社会造成了现在的两性不平等局面,对于女性领导少、晋升难的问题,李银河认为,长久以来的男权社会把资源分配的模式固定下来了,许多女性在职场上始终是一个后来者,在面对与男性的竞争也更处于下风。而在当领导等等方面,许多女性都把男强女弱、男尊女卑的封建思想内化了,以至于在竞争之前就反复地进行自我暗示,以至于失去了信心。在她看来,这其中包含了很多刻板印象,例如男性应该是坚强的、不惧怕挑战,并且富有领导力的,而女性应该是小鸟依人、温柔的,适合辅佐性的任务与工作。

当然,在男女两性存在的绝对的差异之中建立绝对的平等是不现实的。生理结构的不同与思维模式的差异决定了男女两性注定会在不同的领域内各显其能,而与其要求社会关系忽视男女的差异而一味追求平权,不如重新丈量不同的劳动分配所肩负的社会责任,并努力追求在男女双方的权力达到平等的之前与之后,尽量地维持男女双方对待责任的意识层面的平等。相信不管是女性眼里的"健康先生"还是男性眼中的"健康女士"都具有某些共通之处:真诚、理解、善良和关爱等等,而病态、扭曲的美只存在于艺术之中,在现实生活里是不值得被提倡的。如果说不论男女的健康标准都是"相对客观"的,那么在男女平等的天平仍然倾向男性一边时,男性为了维持男女两性"相对平等"所自发自愿地付出的努力,是不是也在某种意义上间接地构成了一种"健康先生"的标准呢?

我曾经看到一篇文章,说一名妻子的婚姻生活非常美满,但在婚后三年越来越觉得丈夫的行为鬼鬼祟祟,似乎是背着自己创了一个社交软件上的小号。这个发现让她变得警觉起来,开始怀疑丈夫出了轨,而丈夫似乎也有所防备,始终没有确凿的证据,无法与丈夫当面进行对峙。

直到有一天他根据共同好友的推荐,找到了那个小号,账号的名称叫作"她吃的饭"——这个发现令她焦虑不已——这里的"她"指的到底是谁呢?可是当她看到账户所发布的内容时,又感到了一阵震惊,因为相册里面的一张张照片,竟然都是过去一段时间里丈夫亲自下厨并且记录过程的照片!原来账户名的"她"指的就是妻子,而丈夫这么大费周章地记录下每一顿料理的烹饪过程,还将营养成分和菜谱搭配得无微不至,目的很明确——妻子的身体一直有一些慢性病,如果选择吃药调理的话,很可能会产生一些副作用,而丈夫私下与医生确认了食疗的可能性,虽然效果可能不太显著,但是丈夫还是坚持从食材到调料,再到烹饪工序,无比虔诚地希望能够通过自然的饮食手段来让妻子恢复健康。

女人的心就像一株向日葵，哪里有阳光，她的心就在哪里。这篇文章里丈夫那股纯粹的爱令我非常感动，这种因为精心呵护妻子而记录下料理过程的小号在这么多负能量和负面的新闻中脱颖而出，仿佛就像是无言照耀着众生的明媚阳光，令人温暖。正如妻子的朋友所说的那样："努力成为一个被妻子深爱、被别人羡慕的丈夫，这难道不是一件很有成就感的事情吗？"既许一人以偏爱，又愿尽余生之慷慨——我觉得这就是一个健康先生的形象。

不论是智慧、自律、成熟稳重还是风趣幽默，健康先生的标准总是因人而异的。在女性眼中的健康的属性有很多，但对于每个人而言最重要的往往只有其中几项。重视事业与生活质量的女性也许会看重进取的心态与拼搏心，重视家庭的女性相对更看重理解、倾听与陪伴。关键不在于塑造出一个十分理想的，令众人遥不可及、望而却步的"健康先生"的理想或模型，而更多是一种责任——能够对自身的职业生涯、社会关系、生理与心理等多方面保持着负责任的态度——对自己的人生保持着负责任的态度。这其中的权衡与取舍往往非常难以拿捏，我们每个人都是在一边生活，一边学习着如何生活。"健康"不是一种结果或目的，而是一个过程，在这个过程中，不论是身体上的病痛还是事业与爱情的挫败都可能会动摇到最值得我们追寻的目标——过上有意义的、幸福美满的生活。

有一句话我特别喜欢：很多时候让你喜欢一个人都是一些吉光片羽的刹那。可是其实真正的美好必须是长长久久的，其中健康就是一个很重要的基础——健康的微笑、健康的体魄、健康的思想以及待人处事时健康的交流。人有悲欢离合，月有阴晴圆缺，每个人在生命中都难免会经历许多的起起落落，可是有多少人能够在这个起落不定的不规则的生命周期控制好自我呢？有许多人在经历了飞黄腾达后迷失了生活的方向，开始虚度光阴，与最初的理想渐行渐远，还有许多人在经历生命的低谷，失去了自信后开始自我怀疑、自我设限，久而久之蹉跎了光阴，从此一蹶不振。

可是当你凝视健康先生，会有一种时间静止的美好感，当然这不是一种花痴的心态，而是一种欣赏，是一种真诚的、没有任何遐想的纯粹的欣赏。要想成为一个健康先生必须经历很多的锻炼与心路历程，并且能够学会坚守底线、抗拒诱惑——不管是衣食住行还是娱乐生活中的种种诱惑。当你凝视健康先生，会有一种时间静止的美好感，仿佛你看见了他在自律的生活里面的一些美好的瞬间，看到他胜不骄败不馁，看到他在顺境中慎言、慎行、慎独，也看到他从绝境中破釜沉舟的毅力。而当这些所有的历练被修炼成一种强大的心境，这样的人就会让你感觉到一种对自己人生负得起责任的美好,感觉到时间既没有为他的身上带来任何杂质,也没有从他的身上带走任何憧憬,只是把他的坚定而美好的信仰沉淀得更加温润、更加通透。

谢丽君

第二十章　男性美学案例

一、汪洋作品

1.《支点》简介

　　人是世上最神奇的物种，人体是自古以来最众多艺术家作为艺术创作的对象。而舞蹈演员又是在多年的训练中用柔韧和力量把身体塑造成最完美的。作者在历经两度的冰岛之行后，力图将舞者柔韧而有力量的身体，通过对寒冷及地质粗糙等天然阻力的对抗，尽力地在大自然中，没有任何约束的情况下尽情舞动。在这个世界上最

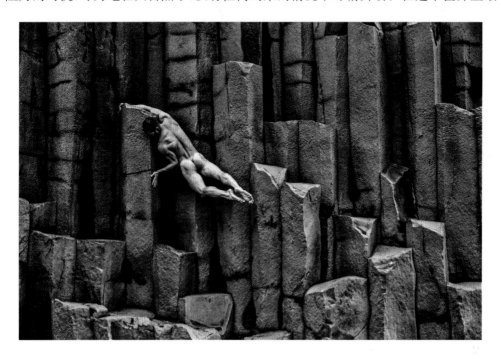

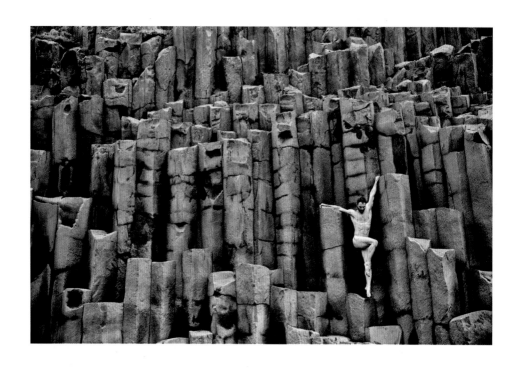

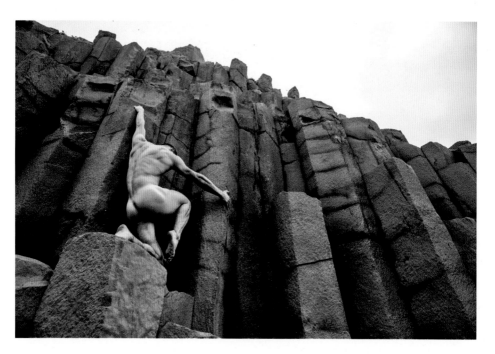

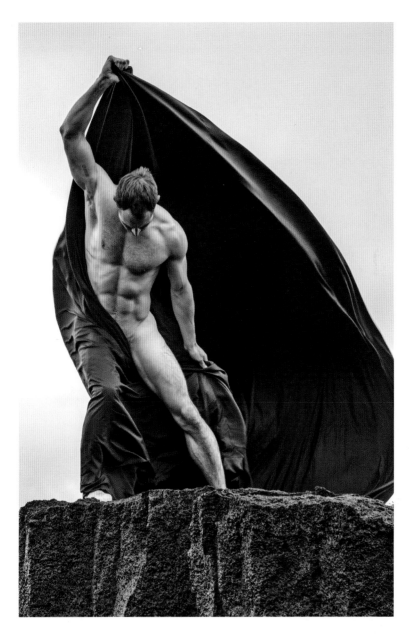

神秘的，自然风光保存得最完美的国土中去寻找人体美与自然美的结合。它如同盘古开天，如同女娲补天，光的线条，山、岩石的线条与肌肉的线条错综复杂交叉碰撞，展现出刚与柔、暗与明的美，体现出人类自古以来用自身的力量与智慧来挑战大自然的雄伟精神。

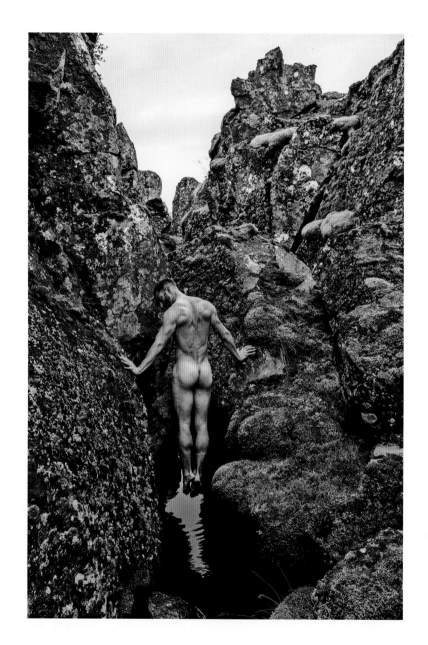

2.《我不是孤独者》简介

新冠病毒让整个世界放慢了脚步,甚至停止了运作,"隔离"成了阻止病毒感染的重要途径。医护人员在医院昼夜奋战,"隔离"在家成了人们对抗疫的一种奉献。可待在家里,不能和朋友、家人见面并不是一件容易的事。人们是怎样在家度日的?每家每户都有自己的运作方式！作者"隔离"在家的第二周用自拍来解"独"。现在,通过这个方式,新系列作品"隔离"让人们重温这段"痛苦"时光！

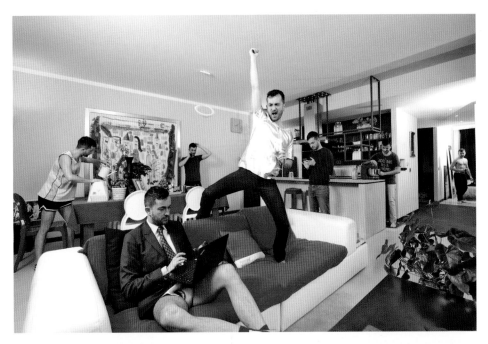

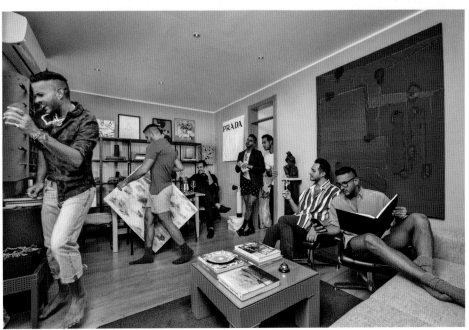

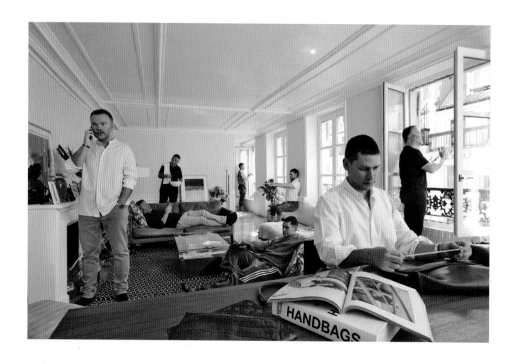

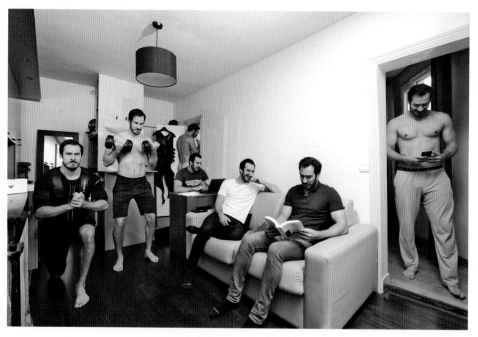

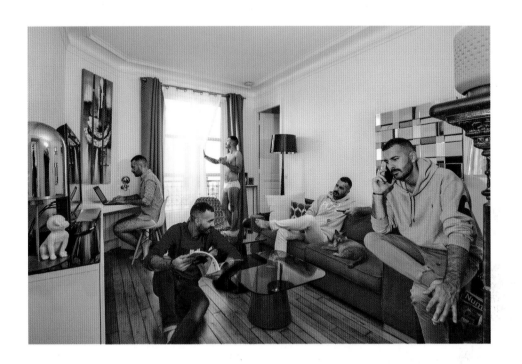

二、黄木鉴作品

《自说自话三》简介

　　画面以数个作者自己在一个场景中的互动为主题，展现了作者在生活中的某些状态。创作出发点是对于自我的关照，在创作中深化对于自身与躯体的认知。人体是西方绘画延续的中心母题，而肤色又与油画材料的本体语言尤为契合，因而选择以半裸的形象表达。

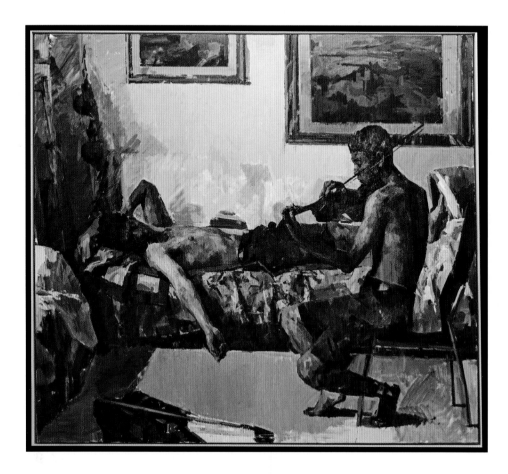

汪 洋 黄木鉴

《健康先生》编委会成员

主编：

陈瀚波：男，生日为 10 月 28 日，高级经济师，澳大利亚乐卓博（LaTrobe）大学 MBA，上海淀山湖论坛发展促进中心理事长，中国社会科学院-上海市人民政府上海研究院特约研究员，上海市黄浦区政协文化文史和学习专委会副主任，上海市人工智能技术协会副会长，民建上海市委对外联络委员会副主任，上海市欧美同学会常务理事、徐汇分会副会长、澳大利亚乐卓博大学校友会会长，"男性健康日 1028 盛典暨健康促进周"创始人。

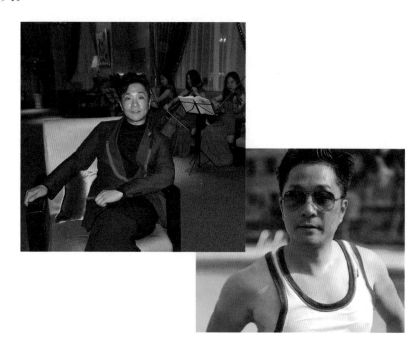

陈斌：男，上海交通大学附属医学院教授、博士生导师，上海交通大学医学院附属仁济医院泌尿男科主任医师，男科学所副所长，中国中药协会男科专业委员会副主任，上海市黄浦区政协委员，上海市欧美同学会理事、黄浦分会副会长，"男性健康日1028盛典暨健康促进周"联合创始人。

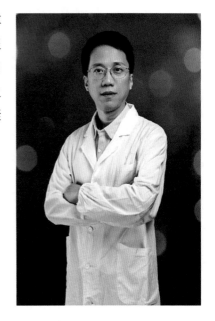

编委：

黄滔：男,上海交通大学医学院附属瑞金医院卢湾分院泌尿外科副主任,副主任医师,农工党黄浦区卢湾分院支部主委,黄浦区卫生系统学科带头人。

乔颖：女,硕士,副主任医师,国家二级心理咨询师,上海市医学会科普专科分会第九届委员会青年委员会秘书,擅长精神心理科普宣传。参与编写科普书《健康演说家》和《医学,不能承受之重》,精神卫生相关科普文章刊登在《健康报》《文汇报》等多家媒体,打造医院官方微信号:上海市精神卫生中心、上海交通大学医学院附属精神卫生中心。

金羽青：男,整形外科博士,毕业于上海交通大学医学院,黄浦区政协委员,在干细胞及组织再生领域有着较丰富的研究成果,互联网医疗"飞诊"公司创办人,2017年11月被黄浦区政府评选为"上海市黄浦区创业带头人",医疗行业专业媒体《医学界》副主编。

许良：男,内科主任医师,上海中医药大学研究生导师,上海市卫健委杏林新星项目导师。中国医师协会睡眠医学专业委员会中医学科组副主任委员、上海市中医药学会神志病分会副主任委员。擅长中医治疗以失眠为主症的内科杂病,以及心理指导和养生保健。

戈宗元：男,博士,澳大利亚莫纳什大学副教授,英伟达人工智能技术中心深度学习专家,莫纳什医学人工智能研究团队(MMAI)负责人。2017年,戈宗元博士被海德堡桂冠论坛基金会科学委员会评选为全球最优秀的200名计算机和数学领域青年科研人员之一。

贾亚光：男,莫纳什医学人工智能研究团队(MMAI)实习生,研究方向为医疗人工智能。

师传胤：男,苏州大学学士,美国欧道明大学博士,美国俄克拉荷马大学博士后。曾担任上海白泽医疗器械有限公司总经理,上海乘黄纳米抗体科技有限公司总经理,现担任上海细胞治疗集团细胞健康BU副总裁,专注细胞治疗及细胞健康领域产品开发及管理。

王辰冬（Anthony Wang）：男，就职于奢华美妆品牌 GIORGIO ARMANI，担任全国培训经理一职。从事美妆行业十余年，拥有丰富时尚及美妆经验和国际视野，曾于巴黎及米兰进修化妆造型，师从化妆大师烟熏妆教母 linda cantello 女士。数次受邀参与巴黎高定时装周后台妆容创作。代表品牌与《VOGUE》《ELLE》等众多时装杂志合作，发布美容专栏及妆容作品。

郭叶舟：男，日本筑波大学体育专业硕士，系获得日本体育振兴奖国际奖的唯一外国人，曾担任安徽省游泳队及南京师范大学游泳队队长，现就职于上海体育学院体育教育训练学院，国家级裁判员。

汪正园：男，营养学博士，上海疾控副主任医师，获精诚奖-2021首届医生科普大赛（上海）年度十强。主持或参与完成国家级、省部级及国际合作项目十多项。发表中文核心期刊和 SCI 论文 100 余篇。上海新闻频道及上海东方广播科普团特邀专家。

郑超：男，博士，国家留学基金委公派留学生，中国-比利时联合培养生物医学工程专业博士，上海交通大学生物医学工程学院博士后，发表学术论文十余篇，并参与多项科研项目，目前主要从事生物医药领域的基础和应用研究。

陈豪：男，上海中医药大学附属龙华医院副主任医师，医学硕士，上海市医学会科普专科分会青年委员，上海市健康教育协会理事。擅长中医药文化科普传播，参与上海市健康科普文化基地建设，参与科普项目曾荣获上海中医药科技奖著作奖一等奖。

梁海祥：男，南京大学博士，现就职于上海社会科学院社会学研究所，上海社会科学院人类健康与社会发展研究中心副主任。先后获得韩国东亚论坛优秀论文奖、中国社会学学会年会优秀成果奖一等奖和上海市"浦江人才"等荣誉称号。

谢丽君：女，南京大学"谢丽君教育基金"发起人，东方卫视原形象造型总监，

2018 黑池舞蹈(中国)形象造型总监,浪琴杯环球马术冠军赛上海站特邀礼仪指导。

王哲:男,时尚博主,知名模特,然爱(上海)细胞生物技术中心 CEO,浙商总会青年企业家委员会委员,致力于健康产业抗衰老的服务与研发。

汪洋:男,旅法华裔摄影师,1975 年出生于昆明。1988—1992 年习舞于中国人民解放军艺术学院舞蹈系,1995 年荣获全国"桃李杯"舞蹈比赛成年民间舞八佳,曾任中国人民解放军二炮文工团任首席演员。1997 年进入北京现代舞团。1999 年底随金星在上海创建金星现代舞团,任首席演员兼排练总监。2001 年进入法国北方芭蕾舞团。2002 年进入法国著名现代芭蕾舞团 Ballet Perljocaj,随团在世界各地的著名剧场及舞蹈节中穿梭。2008 年开始摄影,2010 年起在法国多个剧场展出首个个人影展"Living Dance",并在 2011 年出版了同名作品集。与中国时尚杂志《Vogue》《GQ》《ELLEMEN》等多次合作,曾与高圆圆、章子怡、赵又廷、杜鹃等明星合作。2019 年 3 月在巴黎 1831 艺术画廊中展出作品,得到很大的关注和欢迎。2021 年在欧洲"裸体摄影节"比赛中荣获第一名。Instagram:@yangwangparis。

黄木鉴:男,中国美术学院第一工作室硕士研究生(在读),浙江省美术家协会会员。2019 年作品《自说自话一》获得山东省美术家协会第十三届全国美展山东作品展优秀创作奖(最高奖)并被山东美术馆收藏作品《自说自话三》入选 2020 年中国美术家协会第九届全国(大芬)青年油画展,并被个人收藏。

统筹:
施耀耀:上海淀山湖论坛发展促进中心主任,黄浦海外联谊会理事、崇明区青年联合会委员。

插图绘制:
黄小帅(黄弘毅):漫画设计师/魔术师,毕业于上海视觉艺术学院。小帅设计工作室、小帅魔法俱乐部创始人。微博:小帅今天研究啥;公众号:魔术师小帅;抖音号:小帅今天研究啥。

参考文献

第一章

[1] Agur A M R, Dalley A F, Moore K L, et al. Moore's essential clinical
anatomy[M]. Sixth edition. ed. 2019: 730.

[2] Spence J T. Gender identity and its implications for the concepts of
masculinity and femininity[J]. Nebr Symp Motiv. 1984, 32: 59 - 95.

[3] Glenmark B, Nilsson M, Gao H, et al. Difference in skeletal muscle function
in males vs. females: role of estrogen receptor-beta[J]. Am J Physiol
Endocrinol Metab. 2004, 287(6): E1125 - E1131.

[4] Miller A E, Macdougall J D, Tarnopolsky M A, et al. Gender differences in
strength and muscle fiber characteristics[J]. Eur J Appl Physiol Occup
Physiol. 1993, 66(3): 254 - 262.

[5] Oettel M. Testosterone metabolism, dose-response relationships and receptor
polymorphisms: selected pharmacological/toxicological considerations on
benefits versus risks of testosterone therapy in men[J]. Aging Male. 2003, 6
(4): 230 - 256.

[6] Bhasin S. Regulation of body composition by androgens[J]. J Endocrinol
Invest. 2003, 26(9): 814 - 822.

[7] Nitti V W, Lepor H. Urology. Controversies old and new[J]. Lancet. 1995,
346 Suppl: s26.

[8] Crimmins E M, Shim H, Zhang Y S, et al. Differences between Men and
Women in Mortality and the Health Dimensions of the Morbidity Process[J].

Clin Chem. 2019，65(1)：135 - 145.

［9］Wiesenfeld-Hallin Z. Sex differences in pain perception［J］. Gend Med. 2005，2(3)：137 - 145.

第二章

［1］Grad F P. The Preamble of the Constitution of the World Health Organization［J］. Bull World Health Organ. 2002，80(12)：981 - 984.

第三章

［1］中华中医药学会. 亚健康中医临床指南［M］. 中国中医药出版社，2006.

第四章

［1］张庆江,朱积川,许清泉,等. 三城市 2226 例男性勃起功能流行病学调查［J］. 中国男科学杂志. 2003(03)：191 - 193.

［2］Althof S E，Mcmahon C G，Waldinger M D，et al. An update of the International Society of Sexual Medicine's guidelines for the diagnosis and treatment of premature ejaculation (PE)［J］. J Sex Med. 2014，11(6)：1392 - 1422.

第五章

［1］Skakkebaek N E，Rajpert-De M E，Buck L G，et al. Male Reproductive Disorders and Fertility Trends：Influences of Environment and Genetic Susceptibility［J］. Physiol Rev. 2016，96(1)：55 - 97.

［2］Krausz C，Riera-Escamilla A. Genetics of male infertility［J］. Nat Rev Urol. 2018，15(6)：369 - 384.

［3］Mol B W，Tjon-Kon-Fat R，Kamphuis E，et al. Unexplained infertility：Is it over-diagnosed and over-treated？［J］. Best Pract Res Clin Obstet Gynaecol. 2018，53：20 - 29.

［4］Practice Committee of the American Society for Reproductive Medicine. Management of nonobstructive azoospermia：a committee opinion［J］. Fertil Steril. 2018，110(7)：1239 - 1245.

第六章

［1］Martin C，Nolen H，Podolnick J，et al. Current and emerging therapies in premature ejaculation：Where we are coming from，where we are going［J］. Int J Urol. 2017，24(1)：40－50.

［2］王建华,吴猛,李临刚,等. 慢性骨盆疼痛综合征(CPPS)疼痛的发病机制研究进展［J］. 临床医药文献电子杂志. 2019，6(17)：198.

［3］周峥嵘. 慢性前列腺炎临床诊断的现况与研究进展［J］. 国际泌尿系统杂志. 2013，33(6)：844－848.

［4］刘心露,曹德宏,任正举,等. 良性前列腺增生和代谢综合征的相关性研究进展［J］. 国际泌尿系统杂志. 2020，40(4)：716－719.

［5］李星,曾晓勇. 中国前列腺癌流行病学研究进展［J］. 肿瘤防治研究. 2021，48(1)：98－102.

［6］Chang R T，Kirby R，Challacombe B J. Is there a link between BPH and prostate cancer?［J］. Practitioner. 2012，256(1750)：13－16，2.

［7］王宇,刘春. 睾丸生殖细胞肿瘤治疗的新进展［J］. 中国现代医药杂志. 2016，18(7)：94－98.

第七章

［1］江开达. 精神病学.第2版［M］. 人民卫生出版社,2014.

［2］沈渔邨. 精神病学.第2版［M］. 人民卫生出版社,2011.

［3］Scheid，Brown. A handbook for the study of mental health［M］. Cambridge University Press，2010.

第八章

［1］艾瑞咨询.2020年中国养发服务行业研究报告［R］.

［2］艾瑞咨询.2018年中国植发行业研究报告［R］.

［3］Harth W，Blume-Peytavi U. Psychotrichology：psychosomatic aspects of hair diseases［J］. J Dtsch Dermatol Ges. 2013，11(2)：125－135.

［4］Whiting DA. The Structure of Human Hair Follicle［M］. Canfield Publishing，2004.

［5］Goldsmith LA，Katz SI，Gilchrest BA，et al. Fitzpatrick's Dermatology in

General Medicine 8/e[M]. McGraw-Hill，2012.

[6] Ellis J A，Sinclair R D. Male pattern baldness：current treatments，future prospects[J]. Drug Discov Today. 2008，13(17 - 18)：791 - 797.

[7] Ellis J A，Sinclair R，Harrap S B. Androgenetic alopecia：pathogenesis and potential for therapy[J]. Expert Rev Mol Med. 2002，4(22)：1 - 11.

[8] Hamilton J B. Patterned loss of hair in man；types and incidence[J]. Ann N Y Acad Sci. 1951，53(3)：708 - 728.

[9] Norwood O T. Male pattern baldness：classification and incidence[J]. South Med J. 1975，68(11)：1359 - 1365.

[10] Lee W S，Ro B I，Hong S P，et al. A new classification of pattern hair loss that is universal for men and women：basic and specific (BASP) classification [J]. J Am Acad Dermatol. 2007，57(1)：37 - 46.

[11] Tosti A，Piraccini B M，Soli M. Evaluation of sexual function in subjects taking finasteride for the treatment of androgenetic alopecia[J]. J Eur Acad Dermatol Venereol. 2001，15(5)：418 - 421.

[12] 中国医师协会美容与整形医师分会毛发整形美容专业委员会. 中国人雄激素性脱发诊疗指南[J]. 中国美容整形外科杂志. 2019，30(1)：插 2 -插 6.

[13] Xu D，Wang L，Dai W，et al. A requirement for K +-channel activity in growth factor-mediated extracellular signal-regulated kinase activation in human myeloblastic leukemia ML-1 cells[J]. Blood. 1999，94(1)：139 - 145.

[14] Olsen E A，Delong E R，Weiner M S. Long-term follow-up of men with male pattern baldness treated with topical minoxidil[J]. J Am Acad Dermatol. 1987，16(3 Pt 2)：688 - 695.

[15] Dhurat R，Sukesh M，Avhad G，et al. A randomized evaluator blinded study of effect of microneedling in androgenetic alopecia：a pilot study[J]. Int J Trichology. 2013，5(1)：6 - 11.

[16] Avci P，Gupta G K，Clark J，et al. Low-level laser (light) therapy (LLLT) for treatment of hair loss[J]. Lasers Surg Med. 2014，46(2)：144 - 151.

[17] Rassman W R，Bernstein R M，Mcclellan R，et al. Follicular unit extraction：minimally invasive surgery for hair transplantation[J]. Dermatol Surg. 2002，28(8)：720 - 728.

第九章

［1］许良,居平. 失眠咨询［M］. 上海交通大学出版社，2014.

［2］Walker Matthew,田盈春. 我们为什么要睡觉?：Unloking the Power of Sleep and Dreams［M］. 北京联合出版公司，2021.

［3］中国睡眠研究会等. 2021 年运动与睡眠白皮书［R］.

第十章

［1］Tolkach Y，Dohmgörgen T，Toma M，et al. High-accuracy prostate cancer pathology using deep learning［J］. Nature Machine Intelligence. 2020，2(7)：411 - 418.

［2］Qiu J，Cai D，Wang Z，et al. Prognostic Models for Patients With Gleason Score 9 Prostate Cancer：A Population-Based Study［J］. Front Oncol. 2021，11：633312.

［3］Pantanowitz L，Quiroga-Garza G M，Bien L，et al. An artificial intelligence algorithm for prostate cancer diagnosis in whole slide images of core needle biopsies：a blinded clinical validation and deployment study［J］. Lancet Digit Health. 2020，2(8)：e407 - e416.

［4］Kim H，Park S，Jeong I G，et al. Noninvasive Precision Screening of Prostate Cancer by Urinary Multimarker Sensor and Artificial Intelligence Analysis［J］. ACS Nano. 2021，15(3)：4054 - 4065.

［5］Gulshan V，Peng L，Coram M，et al. Development and Validation of a Deep Learning Algorithm for Detection of Diabetic Retinopathy in Retinal Fundus Photographs［J］. JAMA. 2016，316(22)：2402 - 2410.

［6］Poplin R，Varadarajan A V，Blumer K，et al. Prediction of cardiovascular risk factors from retinal fundus photographs via deep learning［J］. Nat Biomed Eng. 2018，2(3)：158 - 164.

［7］刘晓鹏,周海英,胡志雄,等. 人工智能识别技术在 T1 期肺癌诊断中的临床应用研究［J］. 中国肺癌杂志. 2019，22(5)：319 - 323.

［8］萧毅,夏黎明,施裕新,等. 新型冠状病毒肺炎肺部影像人工智能产品研发现状与进展［J］. 中华放射学杂志. 2021(03)：217 - 221.

［9］Jin C，Chen W，Cao Y，et al. Development and evaluation of an artificial intelligence system for COVID-19 diagnosis［J］. Nat Commun. 2020，11 (1)：5088.

［10］Wang X，Deng X，Fu Q，et al. A Weakly-Supervised Framework for COVID-19 Classification and Lesion Localization From Chest CT［J］. IEEE Trans Med Imaging. 2020，39(8)：2615 - 2625.

［11］于观贞,刘西洋,张彦春,等. 人工智能在临床医学中的应用与思考［J］. 第二军医大学学报. 2018,39(4)：358 - 365.

［12］罗敏,盛夏,梁敏,等. 达芬奇机器人辅助腹腔镜前列腺癌根治术手术体位的优化［J］. 中华腔镜泌尿外科杂志(电子版). 2020,14(5)：330 - 333.

［13］Qiao J，Wang Y，Li X，et al. A Lancet Commission on 70 years of women's reproductive, maternal，newborn，child，and adolescent health in China［J］. Lancet. 2021，397(10293)：2497 - 2536.

［14］Bormann C L，Kanakasabapathy M K，Thirumalaraju P，et al. Performance of a deep learning based neural network in the selection of human blastocysts for implantation［J］. Elife. 2020，9.

［15］mojofertility. co. The Leap in Male Fertility. ［Z］ https：//www. mojofertility. co/.

第十一章

［1］Strait J B，Lakatta E G. Aging-associated cardiovascular changes and their relationship to heart failure［J］. Heart Fail Clin. 2012，8(1)：143 - 164.

［2］Mark A M. Oral health concerns for older adults［J］. J Am Dent Assoc. 2016，147(2)：156.

［3］Ferrucci L，Gonzalez-Freire M，Fabbri E，et al. Measuring biological aging in humans：A quest［J］. Aging Cell. 2020，19(2)：e13080.

［4］张熙,张斌,刘帅. 2019 冠状病毒病疫情期间健康睡眠的专家建议［J］. 中华医院感染学杂志. 2020,30(13)：1927 - 1931.

［5］王亚莉,齐江彤,崔玉华,等. 静脉输注人脐带间充质干细胞治疗慢性失眠的临床观察［J］. 中国临床心理学杂志. 2017,25(2)：378 - 381，385.

［6］Pollock R D，O'Brien K A，Daniels L J，et al. Properties of the vastus lateralis muscle in relation to age and physiological function in master cyclists aged 55 – 79 years[J]. Aging Cell. 2018, 17(2).

[7] Duggal N A, Pollock R D, Lazarus N R, et al. Major features of immunesenescence, including reduced thymic output, are ameliorated by high levels of physical activity in adulthood[J]. Aging Cell. 2018, 17(2).

[8] Flament F, Abric A, Amar D, et al. Changes in facial signs due to age and their respective weights on the perception of age, on a tired-look or a healthy glow among differently aged Chinese men[J]. Int J Cosmet Sci. 2020, 42(5): 452 – 461.

[9] Cao C, Xiao Z, Wu Y, et al. Diet and Skin Aging-From the Perspective of Food Nutrition[J]. Nutrients. 2020, 12(3).

[10] Bannister C A, Holden S E, Jenkins-Jones S, et al. Can people with type 2 diabetes live longer than those without? A comparison of mortality in people initiated with metformin or sulphonylurea monotherapy and matched, non-diabetic controls[J]. Diabetes Obes Metab. 2014, 16(11): 1165 – 1173.

[11] De Haes W, Frooninckx L, Van Assche R, et al. Metformin promotes lifespan through mitohormesis via the peroxiredoxin PRDX-2[J]. Proc Natl Acad Sci U S A. 2014, 111(24): E2501 – E2509.

[12] Eikawa S, Nishida M, Mizukami S, et al. Immune-mediated antitumor effect by type 2 diabetes drug, metformin[J]. Proceedings of the National Academy of Sciences. 2015, 112(6): 1809.

[13] Incio J, Suboj P, Chin S M, et al. Metformin Reduces Desmoplasia in Pancreatic Cancer by Reprogramming Stellate Cells and Tumor-Associated Macrophages[J]. PLoS One. 2015, 10(12): e141392.

[14] Feng Y, Ke C, Tang Q, et al. Metformin promotes autophagy and apoptosis in esophageal squamous cell carcinoma by downregulating Stat3 signaling[J]. Cell Death Dis. 2014, 5: e1088.

[15] Zheng L, Yang W, Wu F, et al. Prognostic significance of AMPK activation and therapeutic effects of metformin in hepatocellular carcinoma[J]. Clin Cancer Res. 2013, 19(19): 5372 – 5380.

[16] Partridge L, Fuentealba M, Kennedy B K. The quest to slow ageing through drug discovery[J]. Nat Rev Drug Discov. 2020, 19(8): 513 – 532.

[17] Al D S, Jafar H, Adwan S, et al. Safety and Potential Therapeutic Effect of Two Intracavernous Autologous Bone Marrow Derived Mesenchymal Stem Cells injections in Diabetic Patients with Erectile Dysfunction: An Open Label Phase I Clinical Trial[J]. Urol Int. 2018, 101(3): 358 – 365.

[18] An G, Guo F, Liu X, et al. Functional reconstruction of injured corpus cavernosa using 3D-printed hydrogel scaffolds seeded with HIF-1alpha-expressing stem cells[J]. Nat Commun. 2020, 11(1): 2687.

第十四章

[1] O'NEIL T K, DUFFY L R, FREY J W, HORNBERGER T A. The role of phosphoinositide 3-kinase and phosphatidic acid in the regulation of mammalian target of rapamycin following eccentric contractions[J]. The Journal of Physiology, 2009, 587(14):

[2] PEOPLES G E, MCLENNAN P L. Long-chain n-3 DHA reduces the extent of skeletal muscle fatigue in the rat in vivo hindlimb model[J]. The British journal of nutrition, 2014, 111(6):

[3] YOKOYAMA Y, KITAMURA A, SEINO S, KIM H, OBUCHI S, KAWAI H, HIRANO H, WATANABE Y, MOTOKAWA K, NARITA M, SHINKAI S. Association of nutrient-derived dietary patterns with sarcopenia and its components in community-dwelling older Japanese: a cross-sectional study [J]. Nutrition journal, 2021, 20(1):

[4] MATHERS T W, BECKSTRAND R L. Oral magnesium supplementation in adults with coronary heart disease or coronary heart disease risk[J]. Journal of the American Academy of Nurse Practitioners, 2009, 21(12):

[5] ALLOUCHEFITOUSSI D, BREITBART H. The role of Zinc in male fertility [J]. International journal of molecular sciences, 2020, 21(20):

[6] KOIKE K, ISHIGAMI A, SATO Y, HIRAI T, YUAN Y, KOBAYASHI E, TOBINO K, SATO T, SEKIYA M, TAKAHASHI K, FUKUCHI Y, MARUYAMA N, SEYAMA K. Vitamin C prevents cigarette smoke-induced pulmonary emphysema in mice and provides pulmonary restoration [J]. American journal of respiratory cell and molecular biology, 2014, 50(2):

〔7〕APPLEGATE C C, ROWLES J L, ERDMAN J W. Can Lycopene impact the Androgen Axis in prostate cancer?: A systematic review of cell culture and animal studies〔J〕. Nutrients, 2019, 11(3):

〔8〕Křížová L, Dadáková K, Kašparovská J, et al. Isoflavones. Molecules. 2019 Mar 19, 24(6): 1076.

第十五章

〔1〕赵伟,金容俊. 略论男性的健康与营养保健〔J〕. 中国民康医学. 2012, 000 (020): 2553 - 2554.

〔2〕健康中国行动推进委员会. 健康中国行动(2019—2030)〔R〕. 2019.

〔3〕王爱红,张立实. 番茄红素生物学作用研究进展〔J〕. 延安大学学报(医学科学版). 2008, 6(2): 8 - 11.

〔4〕陈志强,莫曾南. 姜黄素在前列腺疾病治疗中的研究进展〔J〕. 中华男科学杂志. 2008, 14(1): 67 - 70.

〔5〕朱惠莲. 老年人要避免九大不良饮食习惯〔J〕. 农村百事通. 2020(22): 52 - 53.

〔6〕O'Neil T K, Duffy L R, Frey J W, et al. The role of phosphoinositide 3-kinase and phosphatidic acid in the regulation of mammalian target of rapamycin following eccentric contractions〔J〕. J Physiol. 2009, 587(Pt 14): 3691 - 3701.

〔7〕Peoples G E, Mclennan P L. Long-chain n-3 DHA reduces the extent of skeletal muscle fatigue in the rat in vivo hindlimb model〔J〕. Br J Nutr. 2014, 111(6): 996 - 1003.

〔8〕Yokoyama Y, Kitamura A, Seino S, et al. Association of nutrient-derived dietary patterns with sarcopenia and its components in community-dwelling older Japanese: a cross-sectional study〔J〕. Nutr J. 2021, 20(1): 7.

〔9〕Mathers T W, Beckstrand R L. Oral magnesium supplementation in adults with coronary heart disease or coronary heart disease risk〔J〕. J Am Acad Nurse Pract. 2009, 21(12): 651 - 657.

〔10〕Allouche-Fitoussi D, Breitbart H. The Role of Zinc in Male Fertility〔J〕. Int J Mol Sci. 2020, 21(20).

[11] Koike K，Ishigami A，Sato Y，et al. Vitamin C prevents cigarette smoke-induced pulmonary emphysema in mice and provides pulmonary restoration [J]. Am J Respir Cell Mol Biol. 2014，50(2)：347 – 357.

[12] Applegate C C，Rowles J R，Erdman J J. Can Lycopene Impact the Androgen Axis in Prostate Cancer?：A Systematic Review of Cell Culture and Animal Studies[J]. Nutrients. 2019，11(3).

[13] Krizova L，Dadakova K，Kasparovska J，et al. Isoflavones[J]. Molecules. 2019，24(6).

第十七章

[1] 郑莉,曾旭晖. 社会分层与健康不平等的性别差异基于生命历程的纵向分析 [J]. 社会. 2016，36(6)：209 – 237.

[2] Bacigalupe A，Cabezas A，Bueno M B，et al. El género como determinante de la salud mental y su medicalización. Informe SESPAS 2020 [J]. Gaceta Sanitaria. 2020，34：61 – 67.

[3] 佚名.压力使男性的预期寿命比女性短 6 年[J]. 健康世界. 2010(11)：8.

[4] Mauvais-Jarvis F，Bairey M N，Barnes P J，et al. Sex and gender：modifiers of health，disease，and medicine[J]. Lancet. 2020，396(10250)：565 – 582.

[5] 埃里克·克里纳伯格. 热浪[M]. 商务印书馆，2014.

[6] М. Г. 科洛斯尼齐娜，М. Т. 西季科夫，张广翔. 影响健康生活方式的宏观因素 [J]. 社会科学战线. 2014(7)：236 – 245.

[7] Engel G L. The need for a new medical model：a challenge for biomedicine [J]. Science. 1977，196(4286)：129 – 136.

[8] 中华人民共和国卫生部. 中国吸烟危害健康报告[M]. 人民卫生出版社，2012.

[9] 严予若. 婚姻、就业及退休对健康影响的性别差异——西方的视角及其研究进展[J]. 人口学刊. 2012(2)：43 – 48.

[10] Rogers,等. Living and dying in the USA[M]. Academic Press，2000.

第十八章

[1] 朱匡宇,孟燕堃. 礼仪大学堂[M]. 文汇出版社，2006.